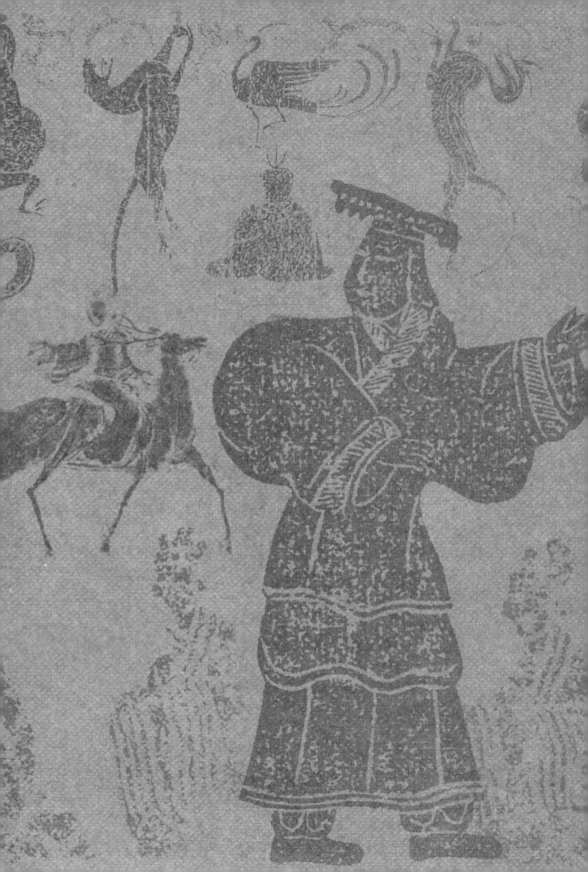

中国古医籍整理丛书

程原仲医案

明·程仑 著

高新彦 于仪农 党天正 于克慧 徐 化 校注

中国中医药出版社

·北 京·

图书在版编目（CIP）数据

程原仲医案/（明）程仑著；高新彦等校注．—北京：中国中医药
出版社，2015.12

（中国古医籍整理丛书）

ISBN 978 - 7 - 5132 - 2887 - 9

Ⅰ.①程… Ⅱ.①程… ②高… Ⅲ.①医案 - 汇编 - 中国 - 明
代 Ⅳ.①R249.48

中国版本图书馆 CIP 数据核字（2015）第 266249 号

中 国 中 医 药 出 版 社 出 版
北京市朝阳区北三环东路 28 号易亨大厦 16 层
邮政编码 100013
传真 010 64405750
三河市鑫金马印装有限公司印刷
各地新华书店经销

＊

开本 710×1000 1/16 印张 10.75 字数 78 千字
2015 年 12 月第 1 版 2015 年 12 月第 1 次印刷
书 号 ISBN 978 - 7 - 5132 - 2887 - 9

＊

定价 35.00 元
网址 www.cptcm.com

国家中医药管理局
中医药古籍保护与利用能力建设项目
组织工作委员会

主 任 委 员 王国强

副 主 任 委 员 王志勇　李大宁

执行主任委员 曹洪欣　苏钢强　王国辰　欧阳兵

执行副主任委员 李　昱　武　东　李秀明　张成博

委　　　　员

各省市项目组分管领导和主要专家

（山东省）武继彪　欧阳兵　张成博　贾青顺

（江苏省）吴勉华　周仲瑛　段金廒　胡　烈

（上海市）张怀琼　季　光　严世芸　段逸山

（福建省）阮诗玮　陈立典　李灿东　纪立金

（浙江省）徐伟伟　范永升　柴可群　盛增秀

（陕西省）黄立勋　呼　燕　魏少阳　苏荣彪

（河南省）夏祖昌　刘文第　韩新峰　许敬生

（辽宁省）杨关林　康廷国　石　岩　李德新

（四川省）杨殿兴　梁繁荣　余曙光　张　毅

各项目组负责人

王振国（山东省）　王旭东（江苏省）　张如青（上海市）

李灿东（福建省）　陈勇毅（浙江省）　焦振廉（陕西省）

蔡永敏（河南省）　鞠宝兆（辽宁省）　和中浚（四川省）

项目专家组

顾　问　马继兴　张灿玾　李经纬

组　长　余瀛鳌

成　员　李致忠　钱超尘　段逸山　严世芸　鲁兆麟
　　　　郑金生　林端宜　欧阳兵　高文柱　柳长华
　　　　王振国　王旭东　崔　蒙　严季澜　黄龙祥
　　　　陈勇毅　张志清

项目办公室（组织工作委员会办公室）

主　任　王振国　王思成

副主任　王振宇　刘群峰　陈榕虎　杨振宁　朱毓梅
　　　　刘更生　华中健

成　员　陈丽娜　邱　岳　王　庆　王　鹏　王春燕
　　　　郭瑞华　宋咏梅　周　扬　范　磊　张永泰
　　　　罗海鹰　王　爽　王　捷　贺晓路　熊智波

秘　书　张丰聪

前　言

中医药古籍是传承中华优秀文化的重要载体，也是中医学传承数千年的知识宝库，凝聚着中华民族特有的精神价值、思维方法、生命理论和医疗经验，不仅对于传承中医学术具有重要的历史价值，更是现代中医药科技创新和学术进步的源头和根基。保护和利用好中医药古籍，是弘扬中国优秀传统文化、传承中医学术的必由之路，事关中医药事业发展全局。

1949 年以来，在政府的大力支持和推动下，开展了系统的中医药古籍整理研究。1958 年，国务院科学规划委员会古籍整理出版规划小组在北京成立，负责指导全国的古籍整理出版工作。1982 年，国务院古籍整理出版规划小组召开全国古籍整理出版规划会议，制定了《古籍整理出版规划（1982—1990）》，卫生部先后下达了两批 200 余种中医古籍整理任务，掀起了中医古籍整理研究的新高潮，对中医文化与学术的弘扬、传承和发展，发挥了极其重要的作用，产生了不可估量的深远影响。

2007 年《国务院办公厅关于进一步加强古籍保护工作的意见》明确提出进一步加强古籍整理、出版和研究利用，以及

"保护为主、抢救第一、合理利用、加强管理"的方针。2009年《国务院关于扶持和促进中医药事业发展的若干意见》指出，要"开展中医药古籍普查登记，建立综合信息数据库和珍贵古籍名录，加强整理、出版、研究和利用"。《中医药创新发展规划纲要（2006—2020）》强调继承与创新并重，推动中医药传承与创新发展。

2003～2010年，国家财政多次立项支持中国中医科学院开展针对性中医药古籍抢救保护工作，在中国中医科学院图书馆设立全国唯一的行业古籍保护中心，影印抢救濒危珍本、孤本中医古籍1640余种；整理发布《中国中医古籍总目》；遴选351种孤本收入《中医古籍孤本大全》影印出版；开展了海外中医古籍目录调研和孤本回归工作，收集了11个国家和2个地区137个图书馆的240余种书目，基本摸清流失海外的中医古籍现状，确定国内失传的中医药古籍共有220种，复制出版海外所藏中医药古籍133种。2010年，国家财政部、国家中医药管理局设立"中医药古籍保护与利用能力建设项目"，资助整理400余种中医药古籍，并着眼于加强中医药古籍保护和研究机构建设，培养中医古籍整理研究的后备人才，全面提高中医药古籍保护与利用能力。

在此，国家中医药管理局成立了中医药古籍保护和利用专家组和项目办公室，专家组负责项目指导、咨询、质量把关，项目办公室负责实施过程的统筹协调。专家组成员对古籍整理研究具有丰富的经验，有的专家从事古籍整理研究长达70余年，深知中医药古籍整理研究的重要性、艰巨性与复杂性，履行职责认真务实。专家组从书目确定、版本选择、点校、注释等各方面，为项目实施提供了强有力的专业指导。老一辈专家的学术水平和智慧，是项目成功的重要保证。项目承担单位山东中医药大学、南京中医药大学、上海中医药大学、福建中医药大学、浙江省中医药研究院、陕西省中医药研究院、河南省中医药研究院、辽宁中医药大学、成都中医药大学及所在省市中医药管理部门精心组织，充分发挥区域间互补协作的优势，并得到承担项目出版工作的中国中医药出版社大力配合，全面推进中医药古籍保护与利用网络体系的构建和人才队伍建设，使一批有志于中医学术传承与古籍整理工作的人才凝聚在一起，研究队伍日益壮大，研究水平不断提高。

　　本着"抢救、保护、发掘、利用"的理念，该项目重点选择近60年未曾出版的重要古医籍，综合考虑所选古籍的保护价值、学术价值和实用价值。400余种中医药古籍涵盖了医经、基础理论、诊法、伤寒金匮、温病、本草、方书、内科、外科、女科、儿科、伤科、眼科、咽喉口齿、针灸推拿、养生、医案医话医论、医史、临证综合等门类，跨越唐、宋、金元、明以迄清末。全部古籍均按照项目办公室组织完成的行业标准《中医古籍整理规范》及《中医药古籍整理细则》进行整理校注，绝大多数中医药古籍是第一次校注出版，一批孤本、稿本、抄本更是首次整理面世。对一些重要学术问题的研究成果，则集中收录于各书的"校注说明"或"校注后记"中。

　　"既出书又出人"是本项目追求的目标。近年来，中医药古籍整理工作形势严峻，老一辈逐渐退出，新一代普遍存在整理研究古籍的经验不足、专业思想不坚定等问题，使中医古籍整理面临人才流失严重、青黄不接的局面。通过本项目实施，搭建平台，完善机制，培养队伍，提升能力，经过近5年的建设，锻炼了一批优秀人才，老中青三代齐聚一堂，有效地稳定了研究队伍，为中医药古籍整理工作的开展和中医文化与学术的传承提供必备的知识和人才储备。

本项目的实施与《中国古医籍整理丛书》的出版，对于加强中医药古籍文献研究队伍建设、建立古籍研究平台，提高古籍整理水平均具有积极的推动作用，对弘扬我国优秀传统文化，推进中医药继承创新，进一步发挥中医药服务民众的养生保健与防病治病作用将产生深远影响。

第九届、第十届全国人大常委会副委员长许嘉璐先生，国家卫生计生委副主任、国家中医药管理局局长、中华中医药学会会长王国强先生，我国著名医史文献专家、中国中医科学院马继兴先生在百忙之中为丛书作序，我们深表敬意和感谢。

由于参与校注整理工作的人员较多，水平不一，诸多方面尚未臻完善，希望专家、读者不吝赐教。

国家中医药管理局中医药古籍保护与利用能力建设项目办公室
二〇一四年十二月

许 序

"中医"之名立，迄今不逾百年，所以冠以"中"字者，以别于"洋"与"西"也。慎思之，明辨之，斯名之出，无奈耳，或亦时人不甘泯没而特标其犹在之举也。

前此，祖传医术（今世方称为"学"）绵延数千载，救民无数；华夏屡遭时疫，皆仰之以度困厄。中华民族之未如印第安遭染殖民者所携疾病而族灭者，中医之功也。

医兴则国兴，国强则医强。百年运衰，岂但国土肢解，五千年文明亦不得全，非遭泯灭，即蒙冤扭曲。西方医学以其捷便速效，始则为传教之利器，继则以"科学"之冕畅行于中华。中医虽为内外所夹击，斥之为蒙昧，为伪医，然四亿同胞衣食不保，得获西医之益者甚寡，中医犹为人民之所赖。虽然，中国医学日益陵替，乃不可免，势使之然也。呜呼！覆巢之下安有完卵？

嗣后，国家新生，中医旋即得以重振，与西医并举，探寻结合之路。今也，中华诸多文化，自民俗、礼仪、工艺、戏曲、历史、文学，以至伦理、信仰，皆渐复起，中国医学之兴乃属必然。

迄今中医犹为国家医疗系统之辅，城市尤甚。何哉？盖一则西医赖声、光、电技术而于20世纪发展极速，中医则难见其进。二则国人惊羡西医之"立竿见影"，遂以为其事事胜于中医。然西医已自觉将入绝境：其若干医法正负效应相若，甚或负远逾于正；研究医理者，渐知人乃一整体，心、身非如中世纪所认定为二对立物，且人体亦非宇宙之中心，仅为其一小单位，与宇宙万象万物息息相关。认识至此，其已向中国医学之理念"靠拢"矣，虽彼未必知中国医学何如也。唯其不知中国医理何如，纯由其实践而有所悟，益以证中国之认识人体不为伪，亦不为玄虚。然国人知此趋向者，几人？

国医欲再现宋明清高峰，成国中主流医学，则一须继承，一须创新。继承则必深研原典，激清汰浊，复吸纳西医及我藏、蒙、维、回、苗、彝诸民族医术之精华；创新之道，在于今之科技，既用其器，亦参照其道，反思己之医理，审问之，笃行之，深化之，普及之，于普及中认知人体及环境古今之异，以建成当代国医理论。欲达于斯境，或需百年欤？予恐西医既已醒悟，若加力吸收中医精粹，促中医西医深度结合，形成21世纪之新医学，届时"制高点"将在何方？国人于此转折之机，能不忧虑而奋力乎？

予所谓深研之原典，非指一二习见之书、千古权威之作；就医界整体言之，所传所承自应为医籍之全部。盖后世名医所著，乃其秉诸前人所述，总结终生行医用药经验所得，自当已成今世、后世之要籍。

盛世修典，信然。盖典籍得修，方可言传言承。虽前此50余载已启医籍整理、出版之役，惜旋即中辍。阅20载再兴整理、出版之潮，世所罕见之要籍千余部陆续问世，洋洋大观。

今复有"中医药古籍保护与利用能力建设"之工程，集九省市专家，历经五载，董理出版自唐迄清医籍，都 400 余种，凡中医之基础医理、伤寒、温病及各科诊治、医案医话、推拿本草，俱涵盖之。

噫！璐既知此，能不胜其悦乎？汇集刻印医籍，自古有之，然孰与今世之盛且精也！自今而后，中国医家及患者，得览斯典，当于前人益敬而畏之矣。中华民族之屡经灾难而益蕃，乃至未来之永续，端赖之也，自今以往岂可不后出转精乎？典籍既蜂出矣，余则有望于来者。

谨序。

第九届、十届全国人大常委会副委员长

二〇一四年冬

王序

中医学是中华民族在长期生产生活实践中，在与疾病作斗争中逐步形成并不断丰富发展的医学科学，是中国古代科学的瑰宝，为中华民族的繁衍昌盛作出了巨大贡献，对世界文明进步产生了积极影响。时至今日，中医学作为我国医学的特色和重要医药卫生资源，与西医学相互补充、相互促进、协调发展，共同担负着维护和促进人民健康的任务，已成为我国医药卫生事业的重要特征和显著优势。

中医药古籍在存世的中华古籍中占有相当重要的比重，不仅是中医学术传承数千年最为重要的知识载体，也是中医为中华民族繁衍昌盛发挥重要作用的历史见证。中医药典籍不仅承载着中医的学术经验，而且蕴含着中华民族优秀的思想文化，凝聚着中华民族的聪明智慧，是祖先留给我们的宝贵物质财富和精神财富。加强对中医药古籍的保护与利用，既是中医学发展的需要，也是传承中华文化的迫切要求，更是历史赋予我们的责任。

2010 年，国家中医药管理局启动了中医药古籍保护与利用能力建设项目。这既是传承中医药的重要工程，也是弘扬优秀民族文化的重要举措，不仅能够全面推进中医药的有效继承和创新发展，为维护人民健康做出贡献，也能够彰显中华民族的璀璨文化，为实现中华民族伟大复兴的中国梦作出贡献。

相信这项工作一定能造福当今，嘉惠后世，福泽绵长。

国家卫生与计划生育委员会副主任

国家中医药管理局局长

中华中医药学会会长

王国强

二〇一四年十二月

马 序

　　新中国成立以来，党和国家高度重视中医药事业发展，重视古籍的保护、整理和研究工作。自 1958 年始，国务院先后成立了三届古籍整理出版规划小组，分别由齐燕铭、李一氓、匡亚明担任组长，主持制订了《整理和出版古籍十年规划（1962—1972）》《古籍整理出版规划（1982—1990）》《中国古籍整理出版十年规划和"八五"计划（1991—2000）》等，而第三次规划中医药古籍整理即纳入其中。1982 年 9 月，卫生部下发《1982—1990 年中医古籍整理出版规划》，1983 年 1 月，中医古籍整理出版办公室正式成立，保证了中医古籍整理出版规划的实施。2002 年 2 月，《国家古籍整理出版"十五"（2001—2005）重点规划》经新闻出版署和全国古籍整理出版规划领导小组批准，颁布实施。其后，又陆续制定了国家古籍整理出版"十一五"和"十二五"重点规划。国家财政多次立项支持中国中医科学院开展针对性中医药古籍抢救保护工作，文化部在中国中医科学院图书馆专门设立全国唯一的行业古籍保护中心，国家先后投入中医药古籍保护专项经费超过 3000 万元，影印抢救濒危珍、善、孤本中医古籍 1640 余种，开展了海外中医古籍目录调研和孤本回归工作。2010 年，国家财政部、国家中医药管理局安排国家公共卫生专项资金，设立了"中医药古籍保护与利用能力建设项目"，这是继 1982～1986 年第一批、第二批重要中医药古籍整理之后的又一次大规模古籍整理工程，重点整理新中国成立后未曾出版的重要古籍，目标是形成并普及规范的通行本、传世本。

为保证项目的顺利实施，项目组特别成立了专家组，承担咨询和技术指导，以及古籍出版之前的审定工作。专家组中的许多成员虽逾古稀之年，但老骥伏枥，孜孜不倦，不仅对项目进行宏观指导和质量把关，更重要的是通过古籍整理，以老带新，言传身教，培养一批中医药古籍整理研究的后备人才，促进了中医药古籍保护和研究机构建设，全面提升了我国中医药古籍保护与利用能力。

作为项目组顾问之一，我深感中医药古籍保护、抢救与整理工作的重要性和紧迫性，也深知传承中医药古籍整理经验任重而道远。令人欣慰的是，在项目实施过程中，我看到了老中青三代的紧密衔接，看到了大家的坚持和努力，看到了年轻一代的成长。相信中医药古籍整理工作的将来会越来越好，中医药学的发展会越来越好。

欣喜之余，以是为序。

中国中医科学院研究员

马继兴

二〇一四年十二月

校注说明

《程原仲医案》，六卷，明代程仑著。

程仑，字原仲，号星海，明代新安（今属安徽）人，生卒年无考。初攻科举，因病而精研医术，游吴、楚、梁、宋等地20余载，名闻于时。每有治验，必录而藏之，后由方天衢、潘彦宾等编为《程原仲医案》。另著有《伤寒杂证》，未见。

《程原仲医案》成书于明天启元年（1621）。前有原道、原脉、审证、聆音、辩味、奇正、贵简、博约8篇医论，为程原仲临证心得，论说直中肯綮，比喻贴切生动。后收医案六卷，载各科验案215则，夹叙夹议，叙案详细，辨证准确，审证探幽，遣药得当，除用药剂外，以针灸取效者亦多，有较高临床参考价值。书末附各科验方56首。

《程原仲医案》现存明天启五年（1625）方道大刻本（附验方一卷）、明天启抄本、清乾隆二十四年（1759）柴国琏抄本、日本抄本，苏州市中医医院图书馆亦有抄本一种。此次整理，以明天启五年方道大刻本为底本，以明天启抄本（简称"天启抄本"）为主校本。兹将具体校注方法说明如下：

1. 采用简体横排形式，对原文加以标点。

2. 底本中一般笔画之误，如"己""已"不分等，予以径改，不出校。底本中繁体字、异体字、俗字，予以径改，不出注。底本中通假字、古体字，保留原字，于首见处出注说明。

3. 凡底本中有脱误衍倒之处，信而有征者，予以改正，并出校说明；无确切证据者，原文不改，出校存疑。

4. 原文中药名作非错误性异文者，保留原字，出注说明。

5. 原文中所引前代文献，简注说明。其中引用与原文无差者，用"语出"；引用与原文有出入者，用"语本"。凡称引自某书而某书不见反见于他书者，或未说明引文出处者，用"语见"。

6. 对原文中生僻疑难字词，予以注释。

7. 原文中人名、地名、书名及专业术语等属习见者不注，较为生疏者简注。

8. 原文中典故较为生僻者，出注说明其出处，并简注其义。

9. 原书论八篇、医按卷一至医按卷四卷题下原有"新安程仑原仲父著，方道大天衢父阅梓"题署，以及医按卷五、医按卷六卷题下原有"新安程仑原仲父著，潘彦宾尚之父阅梓"题署，今一并删去。

读程星海医案

汉人曰天下安用腐儒①。予，腐儒也，疆②不善病，弱不善兵。偶以腐儒当兵，而腐儒遂善病，其善病以不善兵也。幕中程生，知兵，能已疾。盖尝游辽左③，识险要阨塞④，读《阴符钤略》⑤，杂以跗扁诸家言，而识力能参伍以变。予初阅所奏医案，曰谈医耳；更阅所奏上兵事疏⑥，曰谈兵耳。既相携抵关门，浃辰⑦而携二三隶人⑧渡渝水，阅三百里情形，旋而策⑨其阪险原隰⑩，能为聚米⑪之谈，多以医家言言之。予以瘁病且殆，生为酌温凉，时其虚实而和剂之，遂起，又多以兵家言言之。盖予以医携生，而既得悉于兵，以兵携生，而更得起于医，乃知程生深于兵，更深于医，不独以言言也。然予殊不欲以医

---

① 汉人曰天下安用腐儒：典出《史记·黥布列传》。汉人，指汉高帝刘邦。腐儒，迂腐的读书人。

② 疆：通"强"。强大；强盛。《风俗通义·穷通》："管仲去鲁入齐，鲁弱而齐疆。"

③ 辽左：辽东。古时以东为左，西为右，因称。

④ 阨（ài 爱）塞：险阻要塞。阨，通"隘"。《集韵·卦韵》："阨，或作'隘'。"

⑤ 阴符钤（qián 前）略：泛指兵法谋略。阴符，古兵书名，即《太公阴符钤录》。

⑥ 疏：奏章。

⑦ 浃辰：十二天。古代以干支纪日，自子至亥一周为"浃辰"。浃，周匝。

⑧ 隶人：衙役。

⑨ 策：谋划。

⑩ 阪险原隰（xí 席）：指各种地势。阪，坡地。隰，低湿之地。

⑪ 聚米：喻指划形势，运筹决策。《后汉书·马援传》载马援曾为汉光武帝聚米为山，以分析战守之势。

掩生。因念世人无虑不急于身，而未必急于身以外，故雅①多知生以医。予观秦汉间安期生②学长生，习兵，古豪杰，以其慷慨安天下之气折而全吾生，类若斯矣。假令其策行，而天下当何如？或曰：公任天下之重，而程幕③能生之，功岂不在天下？予笑曰：大患为吾有身④，即予不敢功程生，而安知非程生有以患天下？嗟乎！下内鼓而不起，上外绝而不为，秦越人能生之。今天下得无病，此予且借生之道生之矣，然则医何足掩程生？

甲子⑤夏之初五岩居士稚绳氏⑥题之殚忠楼⑦左胠⑧下

① 雅：平素。

② 安期生：秦汉时方士，琅琊人，卖药海上，老而不仕，为当时仙道文化的代表。

③ 程幕：程原仲在孙承宗帐下为幕僚，因称。

④ 大患为吾有身：《老子·十三章》："吾所以有大患者，为吾有身。及吾无身，吾有何患？"

⑤ 甲子：明熹宗天启四年，即 1624 年。

⑥ 稚绳氏：孙承宗，明末大臣，字稚绳，高阳（今属河北）人，万历进士，官至兵部尚书兼东阁大学士，曾督师山海关及蓟、辽等地。后引疾归里，崇祯十一年（1638）清兵攻高阳，率家人拒守，城破自杀。著有《高阳集》。

⑦ 殚忠楼：孙承宗曾将山海关城楼名为"殚忠楼"，以示尽忠报国之意，并有《殚忠楼阅雪示诸将》等诗。

⑧ 左胠（qū 驱）：左侧。

序

　　新安原仲羽林参军①程君，博雅能诗，善医。尝游诸塞下，熟识地形险要，每谈诸夷情，如聚米然，以故荐绅②多雅重之。余与原仲交最久，知契最深。原仲多长者行，不侵然诺③，余所重又不以医以诗以兵也。乙丑④春，予里居，正抱桮棬之痛⑤。原仲自燕走使，寄余《渝吟》一卷、《疏草》一卷、《医案》二卷，而独曰：子其一言，序吾医案行之。余愚鲁，素不明岐黄理则。尝读《史记》矣，扁鹊见垣于长桑、仓公受方于阳庆，所称镵石⑥挢引⑦、揲荒⑧爪幕⑨之术，皆有神授，似非寻常闻见草汁木液之可取效也。及细观越人谭⑩虢太子病状，与淳于意奉诏所陈验病之因，标本察乎脏腑，顺逆推之阴阳，皆明白简易，一一有说，可覆案焉。故意之言曰意治病人，败

　　① 羽林参军：谓在军中任参军的官职。羽林，拱卫京师的军队。孙承宗督师山海关及蓟、辽一带以拱卫京师，因称其部为"羽林"。
　　② 荐绅：即"缙绅"，官宦及士绅之称。缙，插。绅，古时束在官服外面的大带子。古时官员上朝，将笏板插在"绅"上，因称。
　　③ 不侵然诺：典出《史记·张耳陈馀列传》，谓持正不可侵犯而信守承诺。
　　④ 乙丑：明天启五年，即1625年。
　　⑤ 桮棬（bēiquān）之痛：典出《礼记·玉藻》，指丧母之痛。桮棬，屈木而制的饮器，妇女所用，因以为母亲之称。桮，同"杯"。
　　⑥ 镵（chán 禅）石：石针。
　　⑦ 挢引：导引。
　　⑧ 揲（shé 舌）荒：触动膏肓。揲，持。荒，通"肓"，即膏肓。
　　⑨ 爪幕：疏理隔膜。爪，通"抓"，疏理。幕，通"膜"，隔膜。
　　⑩ 谭：同"谈"。《说文通训定声·谦部》："谈，语也，字亦作'谭'。"

逆者不治，顺者乃治之，而鹊亦曰越人非能生死人，彼自可生者，生之也，则医之道似本之实理，而非疑鬼疑神者。今原仲以其伎①历吴、楚、燕、赵、齐、鲁之间，刀圭②所投，生人良多，医案百条，随人变易，善用古法而不泥之，可谓深得扁鹊、仓公之遗意者矣。故曰：人之所病，病疾多；医之所病，病道少。夫道非诚患少也，良工明生死之变，拙者杀可生之人，顺逆不察、案不素立故也。余居尝扼擘③，今天下有最难治之症，莫过辽左，初亦类辟病痱④耳。医索糈⑤太多，施药太猛，今且元气尽伤，举体痿痹，由此不迁，将使卢扁望之退走矣。余再读原仲所上一疏七论⑥，治辽之案具是上医医国，后必有用原仲言者，谨因论医而并及之。

时天启五年春三月济南友人张延登济美父⑦题

---

① 伎：通"技"。《说文通训定声·解部》："伎，假借为'技'。"

② 刀圭：量药器，借指医术。

③ 扼擘（èwàn 鄂万）：同"扼腕"，表示忧愤。

④ 类辟病痱：汉代贾谊《治安策》有"天下之势方倒县……今匈奴嫚侮侵掠，至不敬也，为天下患，至亡已也，而汉岁致金絮采缯以奉之……非亶倒县而已，又类辟，且病痱"语，以"辟""痱"两种病患比喻当时汉朝所处的不利形势，此处借以表达明朝在辽东的被动局面。

⑤ 糈（xǔ 许）：粮饷。

⑥ 一疏七论：指程原仲所上言辽东兵事的奏疏，即前序中"上兵事疏"。

⑦ 张延登济美父（fǔ 甫）：张延登，字济美，号华东，山东邹平人，万历间进士，历官太仆寺卿、南京都察院右都御史等。父，同"甫"，男子之称，常用于表字后。

星海家侄医按序

　　自医学废，而业岐黄者迷厥宗旨，往往岐①脉与症为两。听脉者指下未能了了，而虚实寒热之错谬；勘症者胸中又未能了了，而补泻温清之倒施。民多夭札，岂尽天命？古人不为良相，愿为良医②，诚以调燮阴阳，裨补造化，与卿相埒③也。吾家侄星海，殆养生之主④，而医学中之白眉⑤者乎？侄少负奇颖，异其先世，多闻人⑥之交，秘书之蓄，所为牖发⑦其性灵而恢廓其耳目者，素矣。又好为深沉之思，鸿蒙⑧之想，不得，至废寝餐。而以体质羸弱，屡翻《脉经》《素问》以考证，检方书本草以卫生，盖不啻肱之三折⑨焉。以故专精所至为，能洞彻脉络脏腑之周营，及疾病之所从起，与其传变之所究竟，即脉即症，隔垣之见，不神于此矣。历吴、楚、梁、宋、燕、

---

　　① 岐：同"歧"。汉代张衡《思玄赋》："心犹豫而狐疑兮，即岐阯而旋情。"

　　② 不为……良医：语本《能改斋漫录》卷十三。

　　③ 埒（liè 列）：等同。

　　④ 养生之主：谓洞达养生的主旨。《庄子·养生主》："为善无近名，为恶无近刑，缘督以为经，可以保身，可以全生，可以养亲，可以尽年。"

　　⑤ 白眉：《三国志·马良传》载马良兄弟五人并有才名，马良眉中有白毛，乡人谚曰马氏五常，白眉最良。后以称优异的人才。

　　⑥ 闻人：有声望的人。

　　⑦ 牖发：引导。牖，通"诱"。《诗经·大雅·板》孔颖达疏："'牖'与'诱'古字通用，故以为导也。"

　　⑧ 鸿蒙：天地未分前的混沌状态。典出《庄子·在宥》。

　　⑨ 肱之三折：谓精于医术。典出《左传·定公十三年》。

赵、齐、鲁、云中①、上谷②之间，马蹄所至，刀圭之投，随手
辄效。而居燕最久，回生扶危，辄为名公所推毂③已，乃以太
学④谒选天官⑤，参羽林军事。虽以冠服遨游公卿之门，顾逡
逡⑥儒雅，不闻外事，其为人更足重者。兹之刻，识者业窥其
一斑。然以余所睹记，尚觉挂漏相半，而能得其真传，可相与
互为发明者，吾友汪体元云。

时天启元年中秋之期楚廉访叔仲辅寰撰

---

① 云中：古郡名，秦置，治所在今内蒙古托克托东北。
② 上谷：古郡名，秦置，治所在今河北省怀来县。
③ 推毂（gǔ 古）：古时君王任命将帅时的一种礼仪。此为推荐。毂，
车轮中心的圆木。
④ 太学：指太学生，即被选入国子监的生员，其优异者可酌授官职，
身份低于进士出身者。
⑤ 谒选天官：谓由吏部授予官职。天官，《周礼》六官有天官，以冢宰
为长，总领百官，后用为对吏部之称。
⑥ 逡（qūn）逡：谦恭貌。

医按自序

予先世尚文艺①，广购异书。迨大父②光禄公，筑园求志，益置藏书之所。于时若黄五岳③、沈石田④、文衡山⑤、方寒溪，及海内诸名士相率为之题咏，而丰考功南隅⑥记之。从大父方伯萝山公留心坟典⑦，其宦游东浙、西滇、南闽、北代，所至肆力⑧蒐索，多获异本。大父或为中分，或录其副，庋阁中，累然签垂⑨，几埒二酉⑩，邺架⑪无论矣。予生不辰⑫，既不获侍我大父，又不幸甫四龄而失我先君。母氏慈爱，不令侪伍群

---

① 文艺：撰述。

② 大父：祖父。

③ 黄五岳：黄省曾，明代吴县人，字勉之，号五岳山人，工诗词绘画，有《五岳山人集》等。

④ 沈石田：沈周，明代长州（今江苏苏州）人，字启南，号石田、白石翁，不应科举，专事诗文书画，有《石田集》等。

⑤ 文衡山：文壁，明代长州（今江苏苏州）人，字征明，后以字行，号衡山居士，学画于沈周，诗文与祝允明、唐寅、徐祯卿齐名，有《西苑诗》《渔父辞》等。

⑥ 丰考功南隅：丰坊，明代鄞县（今浙江宁波）人，字人叔，号南隅外史，嘉靖间进士，曾任南京吏部考功主事，有《藏书记》等。

⑦ 坟典：三坟五典的简称。古时称伏羲、神农、黄帝之书为"三坟"，少昊、颛顼、高辛、尧、舜之书为"五典"。

⑧ 肆力：尽力。

⑨ 累然签垂：形容多。签，存放书画时加的标签，便于检取。

⑩ 二酉：指大酉、小酉二山，在今湖南沅陵，古书载其山石洞中有藏书千卷，后以称藏书之富。

⑪ 邺架：唐代大臣李泌封邺县侯，家富藏书，以至"插架三万卷"，后以"邺架"称富有藏书。

⑫ 不辰：谓生不逢时。典出《诗经·大雅·桑柔》。

儿，比就外傅①，亦不令接遇宾客。见人辄面赪②口讷，惟诵读课文是务。长而有知，稍遍阅诸子史，及舆图③方外④诸书。下帷篝灯⑤，夜以继日，即愚钝无得，而向往弥勤。弱冠遂病失血，然不辍读也。已而日呕数升，甚至口与鼻俱出，体几殆。于是尊母氏命释博士业⑥，已并一切典籍束高阁，日坐虚室，检药裹而已，体遂稍稍复。顾饮啄之余无所事事，间对岐黄养生家言，辄有当于心。复自惟弱体不任读父书⑦，藉令腐同草木，生奚贵焉？昔人良相良医之言，若将为予勖⑧者。乃发箧尽得《素问》《难经》，及越人、仲景、元化、叔和、巢氏、滑氏、东垣、河间、丹溪诸名家所论著，暨历代本草，读之，悉务究其根宗，会其枝叶。其有不得者，思之至忘寝食。缘是颇知自卫，居七载而疾有瘳，户外就医之屦⑨恒满。及母氏殁，始负笈以游，初三吴，既三楚，既梁宋，再后燕赵齐鲁、云中

---

① 外傅：《礼记·内则》载古时男子十岁则就外读书，称"外傅"。傅，教师。

② 赪（chēng 撑）：赤色。

③ 舆图：地图。

④ 方外：世俗之外，指道教典籍。

⑤ 下帷篝灯：谓专心致志闭门苦读。《汉书·董仲舒传》载董仲舒为博士，下帷（放下帷幕）讲学，弟子轮次听讲，以致有的弟子好久不见其面。

⑥ 博士业：科举考试的学业。博士，科举时代学官名。

⑦ 不任读父书：谓不堪担当军旅之事。战国时赵国赵奢为名将，其子赵括读其父之书，善谈兵事，无人可及，后在长平败死于秦军，人讥为"徒读父书"。程原仲好兵，孙承宗称其"尝游辽左，识险要阨塞，读《阴符钤略》"，因自感病体无法胜任军旅之事，所以说"不任读父书"。

⑧ 勖（xù 旭）：勉励。

⑨ 屦（jù 巨）：用麻、葛等制成的一种鞋，此指足迹。

上谷、乐浪①玄菟②，足迹半天下，前后几二十载，而燕为最久。所至辱③公卿折节，友朋纳交。虽固陋乏声称，而刀圭之役，苟幸免过。其间或扩古人之秘，或剖近代之疑，或集众思，或信④己意。不必标奇，要于对证；不必循轨，要于奏功。于心得而术验者后，不律⑤而藏之箧笥⑥。然倥偬⑦遗忘者，不下十之六七。丁巳⑧冬，武选⑨夷庚方君来京，携其伯兄⑩天衢君书，索予曩所集《伤寒杂证》等书，付剞劂以广其传。嗟乎！仁人用心，固宜以是汲汲。第予井蛙夏虫⑪，不为藏拙，抑亦以宋人不值周客，恐其什袭燕石以终身乎⑫? 用是姑出旧所录藏百有余条，仿昔人题曰《医按》，求政⑬大方。倘徼灵贶⑭，

① 乐浪：古郡名，汉代所设朝鲜四郡之一，治所在朝鲜县（今平壤大同江南岸）。

② 玄菟：古郡名，汉代所设朝鲜四郡之一，辖境在今辽宁东部及朝鲜咸镜道一带。

③ 辱：承蒙，表示自谦。

④ 信：通"伸"。《汉书·司马迁传》颜师古注："信，读曰'伸'。"

⑤ 不律：笔。《尔雅·释器》："不律谓之笔。"郭璞注："蜀人呼笔为不律也，语之变转。"

⑥ 箧笥（sì 寺）：藏物的竹器，多指箱和笥。

⑦ 倥偬（kǒngzǒng 孔总）：事情纷繁迫促。

⑧ 丁巳：明万历四十七年，即1617年。

⑨ 武选：明代兵部设武选司，掌武官除授，长官为郎中。此指在武选司任职者。

⑩ 伯兄：长兄。

⑪ 夏虫：生命不过秋的虫，喻囿于见闻而识见短浅。典出《庄子·秋水》。

⑫ 宋人不值……以终身乎：《后汉书·应劭传》李贤注引《阙子》：宋人得燕石（一种普通的石头），以为珍宝而层层包裹，后被识货的周客指明，以致贻笑。此处表示方氏兄弟愿意为自己出书，自己不会像宋人那样吝惜，有自谦的意思。什袭，层层包裹

⑬ 政：通"正"。《墨子·节葬下》孙诒让闲诂："政、正通。"

⑭ 贶（kuàng 况）：赐予。

得弹射斧斤①之不弃，庶几入正鹄②而就准绳，则长公③之大造乎哉。所集《伤寒杂证》，虽能仅窥一斑，兹当牛马逐逐④，未获完帙，请俟异日。如谓予不能读祖父书，而借此薄技，以自解免，则予愧汗欲死，何敢言病？又何敢言医？

时天启元年春正月

---

① 弹射斧斤：指正。弹射，指摘。典出《三国志·孟光传》。斧斤，即"斧正"，典出《庄子·徐无鬼》。

② 正鹄（gǔ 骨）：箭靶。古时箭靶画在布上为"正"，画在皮上为"鹄"。此指正道。

③ 长公：对他人兄弟居长者之称，即前文"伯兄天衢"。

④ 牛马逐逐：谓边疆多事而奔波匆忙。

目　录

论 八 篇

原 道

医之云道，大矣至矣。关系人死生，辅天地和气。明阴阳卷舒之体，达四时生化之机。穷经究理，溯本探源。今也不然，惟方授受。又曰：南人用药宜补益，北人用药宜攻击。此一偏之言，非通畅之论，是舍经论、重方书之流弊欤？南方土薄，体生柔弱，北方土厚，质禀刚强，地气使然，人之感疾虚实岂若是分耶？今之庸者，往往蹈此，拘于方者不可以言至巧，又曷足以语道哉？盖天有①八风之邪，伤形不伤气，宜泻不宜补；人有六欲之情，伤气不伤形，宜补不宜泻。知其补者补之，知其泻者泻之，医之能事毕矣。抑有说焉，体弱者受外邪久亦成虚，体厚者受内邪郁亦成实，又在随时而变通。夫医者依也，依人性情也，依人寒热也，依人虚实也，依人土宜②也。医之为道，全在依人，最患执己见也。妙哉！轩皇五方之问，岐伯五治之对，皆依土宜而变通焉。予性好医，千里命驾，遇贱工什九，良工什一。己酉来京，客有称利西泰③聪慧而巧，洞医玄奥，予往造焉。西泰曰：吾国人病，鲜有论脉者，惟取玻璃瓶溺之，映日观色，知五脏受病之从来，用药一以攻伐去毒为主。神矣哉！岐伯，诚天师也；西泰，西方之人。岐伯不曰西方人多肉食，宜用毒药以去其积？此一方之治耳。西泰自谓天

---

① 有：原脱，据天启抄本补。

② 土宜：各方土地之宜。

③ 利西泰：利玛窦，意大利天主教耶稣会传教士，号西泰，明代中后期来中国传教，受到官廷礼遇。

主之教宏博，无所不通，轻三教①，小四方，包天地，握阴阳，然议论不出岐伯范围之内。非达理者何足以语医，又何足以称道哉？神农、轩辕，帝也；岐伯、伊尹，圣也；越人、仓公，贤也；长沙、梁公②，卿相也。有其德，有其位，咸藉此以济世。今之士大夫往往褒此而不谈，所谈者未必皆深造达理之士。予曰：医道之不明不行，我知之矣。贤者过之，不肖者不及也。

原　脉

客有问：脉之名义从何起乎？曰：血肉为脉，又永③附肉而生，此作字立名之意。《难经》曰：荣行脉中，卫行脉外④。荣者血也，非血颜色不能以华；卫者气也，非气周身不能以固。盖脉不可离血气而独存，血气非脉不能输脏腑、溉百骸也。何以见之？昼夜百刻，一万三千五百息，每息脉行六寸，计八百一十丈，十二经络血脉共长十六丈二尺，五十度周于身。人长则脉长，人短则脉短，人强则脉强，人弱则脉弱，人肥则脉沉，人瘦则脉浮，性急则脉急，性缓则脉缓，此一定之理也。又曰：公心明而理畅，博学而专精，历年且久，交游众多，有异闻乎？今有人谈《太素》脉者，手到则知名位升沉，贫通寿夭，一金之财，数酌之酒，莫不洞识。今子能乎？曰：噫嘻！此世人好奇之过，邪术假脉以惑众耳。太素者，形之始也，如人有形，即有脉也，合太始、太初、太玄、太极而言。今曰太素人名，张姓，又可笑之甚也。客曰：理全无乎？

---

① 三教：儒、释、道三教。
② 梁公：狄仁杰，唐代武则天时名臣，封梁国公。中唐薛用弱《集异记》载有狄仁杰用针法治疣赘事。
③ 永：天启抄本作"脉"。
④ 荣行……脉外：语出《难经·三十难》。

曰：否。有则有矣，非若此也。曰：愿闻其说。曰：愚意谓春为岁首，木为长生，肝脉为本身。木生火，心脉为子嗣；木克土，脾脉为妻财；金克木，肺脉为官鬼；水生木，肾脉为生化之源，为父母可也。中和则吉，不及、欠顺、太过为殃。弦长则多寿，短促则身亡。若此则理有之矣。今医家诳世，非特《太素》一书，即《王叔和脉诀》①，皆后人假托之辞也。客曰：举世谈医，皆宗《脉诀》，今称假托，其惑滋甚，请明以教我。曰：一言以证之，王叔和，晋太医令也。今《脉诀》所载者多七言俚歌，不知七言绝句为近体之诗，起自于唐，晋安得有此？不待辩②而自明矣。《脉经》者，王氏之书也，非《脉诀》也。客曰：闻命矣。如子前所言人长脉长等语，一定理也，然亦有不同者乎？曰：同者常也，不同者变也，常者可必，而变者不可必。又曰：古云脉奇者多贵，有诸？曰：然。予历二十年于兹，诊奇脉有三人焉：马康庄太史左手脉从尺斜而上，熊极峰侍御左寸关脉全无，此奇而贵者也。平阳家叔祖自弱冠脉多歇至，寿跻八帙③。此又理之不可晓者，并书以俟博识。

审 证

医之治疾，证与脉而已矣。证以识外，脉以洞中，二竖④其何以逃？今之治疾，有愈有殆，有速有迟，其理何哉？在证

---

① 王叔和脉诀：五代（一说六朝）人高阳生据《脉经》以四言歌诀撰成，宋以后流传较广。按《王叔和脉诀》为四言歌诀，明代李时珍《濒湖脉学》及清代林之翰《四诊抉微》为七言歌诀，此下称"今《脉诀》所载者多七言俚歌"，则所指恐误。

② 辩：通"辨"。《说文通训定声·坤部》："辩，假借为'辨'。"

③ 帙：通"秩"。十年为一秩。

④ 二竖：病邪。典出《左传·成公十年》："公梦疾为二竖子，曰：'彼良医也，惧伤我，焉逃之？'"

之审与不审耳。前人谓双以证奸，赃以证盗，此但言证，然未及言乎审也。愚意证若山川也，若城市也，审若知方也，若举趾也，智者识之，愚者昧也。路不求近而走远，道不求直而向纡①，不知东西，不辨方隅，或走南而辕北驾，或信步而不问岐途，沉疴不起，其在斯乎？头疼者，审知其属风属火也；腹痛者，审知其属热属寒也。表证也，里证也，阳厥也，阴厥也，当汗者汗之，当下者下之，当温者温之，当凉者凉之。脾者，营之居也；肝者，魂之舍也；肺者，魄之处也；肾者，精之藏也；心者，神之守也。怒则气上，外证发直而眦裂；思则气结，外证目定而少言；恐则气散②，外证神耗，如人之将捕；喜则气舒，外证欢乐而意扬；惊则气乱③，外证志卑而色赧。酒伤肺，色伤肾，怒伤肝，思虑伤心，劳倦伤脾。多思，怒以胜之；多怒，惊④以胜之；多惊，喜以胜之；多喜，恐以胜之；多恐，思以胜之。怒胜思，思胜恐，恐胜喜，喜胜惊⑦，惊胜怒，此志情之五行也。面青者，审知其肝病也；面白者，审知其肺病也。黄者脾，赤者心，黑者肾也。动摇者，审知其属风木也；皱揭者，审知其属燥金也。泻泄湿土，焦渴火炎，骨痿水竭也。故曰有诸中形诸外，揣之摩之，不外乎相生相克五行之理，量之度之，不出乎望闻问切四诊之间。提其纲而挈其领，舍其纷而去其繁。尧舜审民间之疾苦，万世成王道之至治；圣贤审义利之邪正，千古立礼乐之宫墙⑤。审之之理，岂妙乎哉！

---

① 纡：弯曲。
② 散：天启抄本及《素问·举痛论》并作"下"。
③ 乱：天启抄本作"散"。
④ 惊：天启抄本作"忧"。
⑤ 宫墙：住宅的围墙，此指规则。

聆　音

音者，金之主也，肺之属也。肺主气，盖人之有生全在于气，气存则生，气散则亡。《内经》曰：肺出气，肾纳气①。万物不失，生气不竭。其气九州、九窍、五脏、十二节，皆通乎天气，寿命之本也。按人身有九气：宗气、荣气、卫气、清气、浊气、中气、元气、冲和之气、上升之气。惟宗气起自气海，一身之主，生死系焉。若宗气不虚，人病虽重不死。危笃，喘息，奔急，有出无入，宗气尽也。故九气通九窍，血脉周五脏，音应十二钟②。音之出也，吉凶毫发不爽矣。音之清者，吾知其为富贵也；音之浊者，吾知其为贫贱也。洪则寿而怯则夭。呻吟者，疾病也；哀呼者，痛苦也；鼻张者，肺虚也；声嘶者，气绝也。平人呼吸宁静，声音条畅者，安祥也；婴孩终日啼而音不变者，神全也。吐故纳新、鹿转龟息③、熊经鸟伸④，总运督任二脉于周身者，保守其气以延年也。感之应之，如桴⑤之合鼓；征之信之，若影之随形。五脏之像，肺若悬钟焉，未有扣之而不鸣者，敧⑥则音伤而肺损矣。仲尼曰：寝不言。旨哉言乎！深契养生之道。声音岂特验疾之死生？师旷⑦能使冬吐

---

① 肺出……纳气：语见《景岳全书》卷二。
② 十二钟：能和五音、十二律成套的钟，共十二枚，故名。《管子·五行》："审合其声，修十二钟以律人情。"
③ 鹿转龟息：一种导引养生之法，其动作如鹿转动颈部，如龟屏息不动。
④ 熊经鸟伸：一种导引养生之法，其动作如熊之攀枝，鹤之回顾。
⑤ 桴：鼓槌。
⑥ 敧（qī 七）：倾斜。
⑦ 师旷：春秋时乐师，史载其人生而无目，多才学，精音乐。

奇葩，夏陨霜霰①，夺天地之化工；延陵季子②，听乐辨列国之兴亡③；叔向④之母，闻声知羊舌氏之覆族⑤。音之所关系也大矣，闻而知者，其可不谓之圣耶？

辩　味

医之用药，如将之用军。军不练不能以胜敌，如药不谙不能以愈疾。药虽有千百种之繁，然不出乎五味之治。《内经》曰：阴之所生，本在五味；阴之五宫，伤在五味⑥。顺其性则生，逆其性则伤。顺也，逆也，可不深究乎哉？天曰五行，金、木、水、火、土五者是也；人曰五脏，心、肝、脾、肺、肾五者是也。金性化辛，木性化酸，水性化咸，火性化苦，土性化甘。甘入脾，苦入心，咸入肾，酸入肝，辛入肺。春木旺，忌酸而宜甘；夏火旺，忌苦而宜辛；长夏土旺，忌甘而宜咸；秋金旺，忌辛而宜酸；冬水旺，忌咸而宜苦。益不足而损有余，天之道也，地之纪也，用乎人也，通乎性也。五谷也，五果也，皆能入五脏而补者也。筋急不宜酸，气浮不宜苦，胀满不宜甘，久咳不宜辛，

① 冬吐……霜霰：史载师旷奏乐时能使草木生辉，风云变色。陨，坠落。
② 延陵季子：季札，春秋时吴王寿梦的幼子，有贤德，通音乐。寿梦欲传位于他，他以不合礼制不受。延陵，季札的封邑，在今江苏丹阳、常州、江阴一带。
③ 听乐辨列国之兴亡：据《史记·吴太伯世家》载，季札聘于鲁，听音乐而论列国之治乱兴衰。
④ 叔向：春秋时晋国贤臣，姬姓，羊舌氏，名肸，字叔向。
⑤ 闻声知羊舌氏之覆族：《国语·晋语八》载叔向的儿子杨食我出生时，叔向之母闻其哭声，知其不善，卜知其将来必使羊舌氏家族覆亡。
⑥ 阴之所生……伤在五味：语出《素问·生气通天论》。

畜①水不宜咸，此味之忌也。气之轻清走上而重浊走下，辛主散而苦主泄，酸善收敛，甘宜补中，咸能软坚，又气之宜也。然一种生熟异用，皮肉分经，华叶不同，茎核迥别，相忌而能有功，相反而相为用。七方十剂，不外乎五行之理；三因八法，不出乎六气之中。世人多伤于热也，理又何哉？金木水土，各居其一，君相而有二火，故病机惟火为多，伤生惟火最烈。酷暑之月，人多病热②，大热之药多杀人。乌喙射罔③，硇砂砒霜，皆性热而杀人也。谈医者其有不辩味而能愈疾者哉？

奇　正

正，有所定见；奇，则又因时而变通焉。奇也正也，二而一者也，知奇正则可以言医矣。春温夏热，秋凉冬寒，四时之正气也；春弦夏洪，秋毛冬石，四时之正脉也；春瘟夏暑，秋疟冬寒，四时之正病也；春宣夏凉，秋行冬温，四时之正治也。此之所谓正也。如来也匪常，则其应也无方，奇之道生焉。气有春不温而反热，脉有夏不洪而反毛，病有秋不疟而反寒，又岂可以投温药治寒月之热病者哉？或上病下取焉，附子敷脚心，引火下行者是也；下病上取焉，淋症用吐法，以提其气者是也。又热因热用，寒因寒用，正治也，从治也。病虽有林林总总之繁，然不外乎奇正之理。愚故曰：正者，体也；奇者用也。知体用，则知奇正过半④矣。至于吉凶、动静、经权之理，皆合而不离，离而不

---

① 畜：通"蓄"。《周易·序卦》："比必有所畜。"陆德明释文："畜，本亦作'蓄'。"

② 热：原脱，据天启抄本补。

③ 乌喙射罔：乌喙为附子的别称，以形命名。射罔为用乌头熬膏而成，有大毒，敷箭射兽立死。

④ 过半：典出《周易·系辞下》："知者观其象辞，则思过半矣。"

背，无尔我之分，若合乎一。诚能知体用之妙，明吉凶之理，达动静之机，识经权之宜，一尔我之心，奇正之道毕矣。客闻而哈①曰：有是哉，子之夸医甚矣。一尔我之心，仁也；识经权之宜，义也；达动静之机，礼也；明吉凶之理，智也；知体用之妙，信也。若是其圣矣乎？今以医方②之，此无盐与西子争妍，婴儿与孟贲③角勇，谈何容易也？曰：吁！子不闻医有神圣工巧之道乎？夫神之一字，岂特五者而已哉？医之为道，近可养身，远可治国，威武可以比战斗，霞举④可以踪神仙。不一尔我之心，何有割股⑤之喻？不识经权之宜，何以诊切而知源？不达动静之机，何以察音而观色？不明吉凶之理，何以品定人之死生？不知体用之妙，何以审药性而制方？五者可舍乎？不可舍乎？如子所言，诚夏虫不可以语冰⑥，蠡岂可以测海⑦也。

贵　简

方者，方也，一定而不可移，可移非方也。贵在专一则效速，药味则又贵乎简也。立方，有奇偶之道焉。《易》曰：阳卦多阴，阴卦多阳。阳，一君而二民，君子之道也；阴，二君而

---

① 哈（hāi）：笑。

② 方：比拟。

③ 孟贲（bēn 奔）：战国时勇士，力大勇武。

④ 霞举：飘飞。道家认为修行得道则云霞托举，飞升天界。

⑤ 割股："割骨疗亲"的缩语，割下自身的股肉治疗父母的病，旧时为人所共重的孝行。典出《左传·僖公二十四年》。

⑥ 夏虫不可以语冰：典出《庄子·秋水》。喻人囿于见闻，知识短浅。

⑦ 蠡岂可以测海：典出《汉书·东方朔传》："语曰'以管窥天，以蠡测海，以莛撞钟'，岂能通其条贯，考其文理，发其音声哉！"喻观察和了解很狭窄、片面。

一民，小人之道也①。方有君一臣二，奇之制也；君二臣四，偶之制也。人之五脏，心肺为近，肾肝为远，脾为中州，远病用奇，近病用偶，此一定之论也。方又有君一臣三佐九，则又制之变也。说者曰：前人议论，有谓仲景用药不及东垣。仲景所以用药常少，东垣所以用药常多，盖东垣深究药性之渊奥，知其相用相能、相忌相反之理，故多用而咸得其宜。又称用药如用军焉，在仲景如高帝将军，不过十万，东垣如淮阴将军，多多益善②。曰：异哉言乎！古人治疾，有单味而成功，三五而奏绩。岂若今之人三四十味合一方，望其有专一之效，则难矣。夫病人之一疾也，与国家何以较其大？尧咨四岳③，舜有五人④，汉倚三杰⑤以兴，蜀赖一贤⑥立国。天下之大，庶政之繁，治乱用人若此之少，岂治一疾用药如此之多哉？仲景不及东垣，子贡⑦贤于仲尼也？

博　　约

夫医肇自神农氏，起而至今，不知几千百岁。黄帝《素问》《灵枢》，越人《难经》之作，至今又不知其几千万卷。书可谓

---

① 阳卦多阴…小人之道也：语本《周易·系辞下》。

② 在仲景如高帝将军……多多益善：《史记·淮阴侯列传》载汉高帝刘邦与淮阴侯韩信论兵，韩信认为刘邦带兵不过十万，自己带兵则多多益善。此喻张仲景与李东垣用药特点不同。将，率领。

③ 尧咨四岳：《史记·五帝本纪》载唐尧年老，向四岳咨询继位人，四岳一致推荐虞舜。四岳，古时四位部落首领。

④ 五人：《论语·泰伯》载"舜有臣五人而天下治"，南宋朱熹注为禹、稷、契、皋陶和伯益。

⑤ 三杰：汉初张良、萧何、韩信被称为"三杰"。

⑥ 一贤：诸葛亮。

⑦ 子贡：孔子弟子，七十二贤之一。

备矣，言可谓详矣。所载病有四百四病①之名，治有千八百七十三种之药②。方法如猬牛③，议论如稗粟④。无统宗之理、一贯之学。方法议论，皆尽合欤？不尽合欤？皓首探求，能得几何？然医不博，又何以知其古今用舍之宜，四方生植之性，风寒暑湿之来，是非得失之见？此在博之为功多也；玄奥精微之妙，居中驭外之方，出入屈伸之机，以一应百之理，此又约之为主也。徒博而不约，如涉大海，浩浩荡荡，渺茫无极，惟舟所向，四面皆通。愚意谓博之所以为海，而约之所以为舟也。举一隅而知三，不出户而知天下，此又约之所以为纲，而博之所以为目也。博也，约也，二者并行而不相背。背则过，过则偏。偏博失于泛，偏约失于隘。泛隘者，非博约之中正也。正理必深求，博约造其极。舒之则益散，卷之则愈合。一芥藏须弥⑤，寸隙窥天地。片言解悟中，转念生死际。岂易言哉！岂易言哉！

---

① 四百四病：佛教称因"四大"不顺而致各种疾病的总数。佛教称地、水、火、风为"四大"，四大不调，各生一百零一病。《备急千金要方》卷一："凡四气合德，四神安和；一气不调，百一病生；四神动作，四百四病同时俱发。又云：一百一病不治自愈，一百一病须治而愈，一百一病虽治难愈，一百一病真死不治。"

② 千八百七十三种之药：明代《本草品汇精要》载药 1815 种，《本草纲目》载药 1892 种。

③ 猬牛：猬刺与牛毛，形容繁多。

④ 稗（bài 拜）粟：两种谷类。形容繁多。

⑤ 一芥藏须弥：一粒芥籽可容世界。芥，芥籽，形容极小。须弥，佛教认为佛所教化的国土由"三千大千世界"构成，每个世界中心为须弥山，山顶为帝释天（佛教护法主神）所居，山下大海环绕，有七重海、七重山，七重山外为大咸海，海外有铁围山，咸海四周分布着东胜神洲、南赡部洲、西牛贺洲、北俱卢洲。

医按卷一

壬子①冬，沧州守②熊公讳茂松，高安人上计③患病，癸丑④正月十二夜二鼓⑤逆予。至，见公卧床，身体动摇，两目抽掣，遍体多汗，闻不睡者三昼夜矣。诊脉，六部皆虚浮而微，言语音低，气不接续，虽近坐者亦不闻。其友因言：公在任劳苦，至京时身体倦怠，微热，医作外感治，用药发散，一剂汗出，再剂汗多，三剂更甚，渐至此也。又见公目掣身动，欲作中风治。予曰：此劳倦内伤证也，法宜温补。今不补，反重发之，所谓一逆尚引日，再逆促命期⑥。友问身目动掣之故，予曰：仲景云发汗过多，筋惕肉瞤⑦者是也。又问何以治，曰：仲景原主真武汤，今气血俱虚，欲易作十全大补汤。公虽不能言，然闻予语，点首称善。配药令煎，予辞回。而前医复至，问用药之故，大言曰：误矣误矣！此中风证，宜用防风、羌活、天麻、僵蚕、全蝎等药。亦配令煎，坐候药熟。其友及侍人皆恶其前药不效，潜易予药以进。医见药饮尽，非渠⑧所配者，大呼曰：杀乃公也，命须臾矣。坐间渐闻有呼息声，视之则已鼾睡，医

---

① 壬子：明万历四十年，即 1612 年。

② 守：秦代各郡长官称"守"，汉代称"太守"，明清时为州府长官之称。

③ 上计：古时地方官员按年向中央呈交地方治理情况的制度称"上计"，此指上计期间。

④ 癸丑：明万历四十一年，即 1613 年。

⑤ 二鼓：二更，即亥时。

⑥ 一逆……促命期：语出《伤寒论·辨太阳病脉证并治》。

⑦ 发汗……肉瞤：语本《注解伤寒论》卷七。

⑧ 渠：他。

色沮而退。次早往诊，脉气渐回，精神渐爽。十三日复照前作二剂服，十四日又二剂，十五日即起衣冠，赴吏部考察过堂①。

吴文学②讳亮思，广济③人，谏议④公讳亮嗣亲弟。五月间感伤寒，请予治，予适他往。及归，已患五六日。诊左寸浮紧，他脉洪数。外证头疼目痛，鼻干口渴，体汗，寒热往来，闭目即遗精。诸医惊惶，有欲用参、芪补者。一医谓予曰：此证闭目精泄，虚之极矣，且体多汗，岂止参、芪？非附子不救。予沉思良久，答曰：头疼者，表证未罢。目痛鼻干口渴，阳明证也。寒热往来，又兼少阳之候。梦遗，在常人则可言虚，此系热甚，肾火亦因之而动耳。医又辩曰：文学体禀素弱，今闭目即遗精，子不知房事后误饮凉水不救乎？今肾脏空虚，又岂可投以凉剂乎？予曰：不然。此感伤寒热病时，不可论其平日虚弱。且房事后肾虚不可食寒凉，此其常也。今六脉洪数，口燥舌干，上焦极热之时，虽服凉药，一至上膈，即化为热，岂有复下至肾而反为凉者乎？此必无之理也。力主清凉之药，遂用柴葛解肌汤重加石膏，服后诸证顿减，精亦不泄。再用清火解热，五六剂而愈。渐用补养之药，以回其元气。

谏议公夫人患下痢，予亦他往。医照治痢法治之，至第三日予归，病转剧，痢下白色，昼夜百行，饮食不进，胸胀多呕，体热面赤，六脉洪滑。予曰：痰证也，非痢也。诸人咸曰：见下痢，何以云痰？且治痰必用半夏，半夏性燥有毒，岂可入治痢药乎？予曰：医家论脉，脉滑主痰，且胀呕又属痰证。若痢，

---

① 过堂：谓接受考察。
② 文学：汉代选拔人才科目之一，后用为学官之称。
③ 广济：地名，今属湖北黄冈。
④ 谏议：官名。古时朝廷设谏议大夫，掌诤谏。

则有三不治证也。问：何为三不治证？予曰：下痢日百行，一不治也；饮食绝不进，二不治也；脉大身热，三不治也。今幸可治者，属痰证耳。遂听予言，用半夏二钱，枳壳、黄连、黄芩各一钱，槟榔、厚朴各八分，陈皮五分，生甘草四分，姜三大片，水二钟煎一钟，服后是夜只行五六次。次日再服一剂，全愈。

谏议公如夫人，初产时三日不下，致胎不能完出。夫人视之心惊，言语失次，遂成癫狂，胸胀生痰，饮食不下。药用人参，则痰壅而气喘。产后脉虚，又不敢投以清消之剂①。不食至二十余日。大都产后癫狂，古称难治，然谏议公再四相属，予思之，未得其法，三夜未寐。忽忆昔年曾目一书，载紫河车丸治产后癫狂者，然失记载在何书，又忘佐使之药，遍检群书未获。阅《本草》② 紫河车有治癫狂之条，喜曰：此产后也。先用人参生痰者，参乃草品药耳。今以此补，不亦宜乎？将紫河车一具研末，酒糊为丸梧桐子大，初服二十丸，滚水送下，渐加至四五十丸，一日夜服尽而体安。复修二具，每服七八十丸，痰渐下，神色少安。又二具，服未完而愈。

孝廉③晏公讳清，黄冈人，谏议公窗友也，体瘦弱。癸丑场④后，感冒时气伤寒，身微热，头微疼，体微汗。医皆谓因场后劳心，遂以内伤不足证治之。药日进而病愈增，致胸膈渐胀。谏议公邀治，诊左寸脉紧未退，两关弦数。予曰：此外感证也。今以内伤不足证补之，误矣。公曰：吾病初起时头痛，体微热。

---

① 清消之剂：天启抄本作"凉剂"。

② 本草：指《本草纲目》。《本草纲目》卷五十二："人胞……治男女一切虚损劳极，癫痫失志恍惚。"

③ 孝廉：汉代察举人才的科目之一，明清时用为对举人之称。

④ 癸丑场：即癸丑科，指明万历四十一年（1613）举行的会试。场，科举考试的考场。

予曰：感之原轻，失于补耳。用柴胡、干葛味轻者以解表，川芎、白芷、黄芩止头疼而清上热，再用枳壳、桔梗以宽胸胀，佐以芍药、甘草之品，数剂，后用养血药调理而愈。

侍御①吴公讳之皞，黄陂人闺玉②，予邑旧③父母黄陂振海张公甥女也，性至孝。庚戌④岁，侍御公夫人卒于京邸，女年及笄⑤，痛母之殁，日夜号泣，泪皆成血，饮食绝口不进者月余，面忽紫忽青白等色。诸医用开郁药治之，不效。张公邀予治，予思眼中流血，小史⑥虽载，自岐轩已下皆未言治法。终日思之，忽悟人之五液出自五脏，外皆有窍。心液为汗，外窍为舌；脾液为涎，外窍为唇；肺液为涕，外窍为鼻；肾液为涶⑦，外窍为耳。肝之液为泪。目者，肝之外窍也。五脏之中，二脏属气，三脏属血。属气者，肺出气，肾纳气是也；属血者，心生血，肝纳血，脾统血是也。悲哀甚则肝气急，横于胸中，心虽生血，肝则不纳。肝既不纳，血无所归，寻窍而出。目者，肝之外窍也，故同泪出，皆成赤也。或问：常人七日不食则死，今饿月余犹生，何也？予曰：《难经》云：胃为水谷之海，脾为运化之司⑧。胃藏水谷三斗五升，日消五升，七日水谷尽则死

---

① 侍御：官名。即侍御史，掌监察。

② 闺玉：对未嫁女子之称。

③ 邑旧：同邑旧友。

④ 庚戌：明万历三十八年，即1610年。

⑤ 及笄（jī基）：古代女子年满十五岁结发，用笄贯之，称"及笄"。笄，簪子。

⑥ 小史：官名，《周礼》有"小史"，掌邦国之志。此指笔记野史。

⑦ 涶：天启抄本作"唾"。涶，同"唾"。《说文解字·口部》："涶，口液也。涶，'唾'或从口。"

⑧ 胃为……之司：《难经·十五难》："胃者，水谷之海，主裹……脾者，中州也。"

矣。其所以消者，全赖脾转动为之运化。今肝木强盛，横胸压脾，脾失转动之权矣。乏血以统，质又弱矣，运化不司，水谷何由以消？此所以不食不死也。问：何以治？予曰：肝性急，必得缓肝之急药为君。问：用何药？曰：未得也。遍思群方，惟《古今医按》① 有云：肝气盛则病目。惟菊花缓肝之急，所以能明目也。用黄家菊花为君，佐以白芍药、牡丹皮、抚芎、当归尾、山栀仁、陈皮、白茯苓、生甘草之药，服数剂，泪色遂变。日惟服此方，兼时进菊花汤当茶饮，半月之间用过菊花数斤而愈。或问：香附，解郁必用之药。今制此方，佐以他品而反不用，其意若何？予曰：方者，因时制宜也。白芍药用以伐肝，其味酸，酸以收之，为收其耗散之真血，当归尾行当行之血以归肝，牡丹皮清肝之热邪，山栀仁退肝之郁火，抚芎令血流行，且有开郁之功，陈皮、茯苓和中利膈，又有健脾之效，甘草味甘性缓，和诸药者也。此值肝盛之时，盛则愈急而愈燥。香附性燥，岂宜入之哉？

　　侍御次公子栗仲太学②，自知医。丁巳③夏月病牙疼旬日，百方罔效。一日用药至七剂，其痛愈甚，两昼夜不眠。予诊，病在左手阳明经，取合谷穴泻之，周时④出针，不疼，变为麻木，随即思寝，寝后如失。

　　大中丞⑤张公讳涛，黄陂人，体肥。任光禄⑥时，暑月因酒食

---

① 古今医按：未详，此下"肝气盛则病目"句亦未详所出。按《诸病源候论》卷十五有"肝气盛为血有余，则病目赤"语，或是其本。
② 太学：太学生，指选入国子监读书的生员。
③ 丁巳：明万历四十五年，即 1617 年。
④ 周时：一昼夜。
⑤ 大中丞：官司。掌管接受公卿的奏事，以及荐举、弹劾官员等事务。
⑥ 光禄：官名。掌管皇帝膳食。

后胸膈胀呕，遍体多汗。自以为宿食，连进消导剂，不效。逆予至卧榻前，曰：吾体外貌似肥，而中气实虚，兼遍体多汗，闻亦有体虚作胀者。今服消导药不效，抑当用滋补乎？诊脉多滑，此痰证也，消则无功而补则有害，膈痰不去，疾终不愈。用大剂二陈汤温服探吐，吐出稠痰而愈。

户部郎中①武程张公黄陂人家监②，年近三旬，夜起溺，良久不返。同伴呼之，不应，骇异，起视之，则仆地矣。扶起，右口眼歪斜，言语塞涩。予诊左脉寸紧关弦，右寸关俱滑，两尺沉而有力。紧则为风，弦则主怒，滑则属痰，此怒火兼风痰之证，所喜者两尺有力且少年耳。先用苏合香丸开关窍，再用二陈汤加牛胆南星、抚芎、乌药、防风、羌活、天麻、白僵蚕、秦艽、白芷，加姜煎，服七八剂，歪斜反③正。再去诸风药，易清痰养血而愈。

真定司理④魏公讳运开，蒲城人，庚戌岁，如夫人病恶寒发热，头痛项强，口渴，遍身疼痛，诊脉人迎弦紧，右关洪数。此太阳将传入阳明之候。用羌滑⑤冲和汤加石膏、知母、葱白，煎服一剂，汗出热减。次日，去葱白再服一剂，热退身凉而愈。

魏公一亲人，庚戌五月间归，自郊外遇雨冒风，病头疼、发热、恶风等证。逆予治，予适他往。医用解表药，未得汗，日投清热发散之剂，不效。至第七日体热未退，因其胸膈胀，

---

① 郎中：官名。明代六部各司的主管，职位仅次于各部尚书和侍郎。

② 家监：管家。

③ 反：同"返"。《论语·子罕》："吾自卫反鲁，然后乐正，《雅》《颂》各得其所。"

④ 司理：官名。掌管狱讼。

⑤ 羌滑：羌活。

以承气汤下之，反致心下痞鞕①而满。又作结胸证治，将投陷胸汤。予归，诊其脉虚浮，体热，按其心胸，但觉满而不痛，且无高起状，身体困倦，口不渴，时作呕。予曰：此虚痞证耳，非结胸也。前已误下，今复下，是再逆而促命期②。医辩曰：病过八日，可下之期也；胀满腹坚，可下之证也。古人有三下而愈疾，子未闻乎？予曰：古人惟下证必使各证悉具方可言下，所以下不厌迟。今作呕，属阳明疟。至如阳明病，虽心下鞕满，又未可攻。经曰：阳明病，心下鞕满，不可攻之。攻之，利遂不止者死，利止者愈③。是邪气自表传里，至于心下，留结为实者，犹不可下，乃吐之可也。若未全为实者，则不可下，故有此戒。高者因而越之，下者引而竭之，要在泄其邪也。又曰：病发于阳而反下之，热入因作结胸；病发于阴而反下之，乘虚因成痞气④。痞气者，非若结胸高起而疼痛也。此非结热，但以胃中空虚，客气上逆，故使鞕也，宜用泻心汤。今体困倦脉虚，不渴而时呕，于诸泻心汤中惟半夏泻心汤最宜。公促予投药，遂用黄连、黄芩各二钱，半夏一钱五分，人参一钱，干姜七分，甘草五分，大枣三枚，水二钟，煎一钟温服，安卧。次早往视，闻汗出、痞满宽而病愈。公问用药之理，予曰：壅而不通，外证高起疼痛为结胸，陷胸汤为直达之剂；塞而不通，外证但觉痞满，而无高起痛苦状为痞气，泻心汤为分解之剂。所谓泻心者，泻其心下之邪耳。芩、连味苦，苦先入心，故以苦泄之。半夏辛温、干姜辛热，《内经》曰辛走气，辛以散之，

---

① 鞕：同"硬"。《玉篇·革部》："鞕，坚也，亦作'硬'。"
② 再逆而促命期：语本《伤寒论·辨太阳病脉证并治》。
③ 阳明病……利止者愈：语出《伤寒论·辨阳明病脉证并治》。
④ 病发于阳……因成痞气：语本《伤寒论·辨太阳病脉证并治》。

散痞者必以辛为助。人参、甘草、大枣味甘温，阴阳不交之谓痞，上下不通之谓满，欲通上下，交阴阳，必和其中，中者脾土也，脾不足者以甘补之，故用甘温药以补脾也。中气得和，上下得通，阴阳得位，水升火降，则痞消热退，大汗解矣。然痞与结胸又有高下之别焉，结胸邪结在胸中，其位高，痞气邪留在心下，其位下，此又不可不别也。

庄不矜文学_{京师人}，笃于学，嗜酒。因醉入内①，足胫痛，膝红肿，不能步履，昼夜呻吟，或发或止，如此者数年。医有用疏风流湿药，不效。又有用虎潜滋阴壮筋骨等药，皆不效。予诊两寸脉微，尺弱，此血虚肾弱之证。用土茯苓二钱，白术、当归、熟地黄、牡丹皮、木瓜、牛膝各一钱煎服，痛减一半②。连服七剂，肿消。再照前方七味，分两各增十倍，煮无灰好酒十斤，频饮五七杯，但不宜过，忌食牛肉、雀肉、蛤蜊、生冷、萝卜，酒饮尽而愈。凡有足风痛者，用皆有效。血热者，熟地黄易生地黄。

王公锡_{盱江人}，性善饮。庚戌岁五月，因酒后感寒患头疼，眼胀恶风，遍体发热，多汗口渴。医作伤食治，不效。又有用九味羌活汤，亦不效，病转剧。予诊脉洪大，此胃热之极，过饮所致，非伤食病，又非羌活汤能疗。遂用柴胡一钱，羌活七分，干葛二钱，黄芩、黄连各一钱，川芎六分，甘草五分，石膏三钱，加姜三片，连服二剂，愈。

户部主政③徐公讳可行，_{宣化人}，庚戌岁因丧子抱郁不舒，胸胀呕痰，时作眩运，饮食少进，如此三月。医用清痰解郁治，

① 入内：行房。
② 半：原脱，据天启抄本补。
③ 主政：官名。即主事。明代六部各司设主事，职位次于员外郎。

不效。逆予诊脉，左关脉弦，右寸滑，关弦滑有力而长。意有宿食，细询知因气不舒，误用饮食，致积滞于胸中。医见其眩运，宜清火，用芩、连、山栀过多，反致宿食滞而不行。予用平胃散加香附、砂仁、抚芎、山楂、枳实、半夏、茯苓，加姜煎，磨木香少许，服三四剂，胸膈宽而饮食进。再用越鞠丸加贝母、砂仁、茯苓调养，一月而愈。

户部员外①王公讳国宾，庄平人，艰于嗣②，多内人，大便下血数年，面纯黄色。予诊两手脉多浮大无力，肾经虚弱。询其所用药，皆脏连丸并一切凉血之方。予曰：公脉虚，服寒凉太过，非所以养生广荫嗣③法也。公曰：吾体颇健，所苦者下血耳。血不凉，何由而止？如补养能止血则可，否则非所愿也。予立方，用生熟地黄、山萸肉、枸杞、当归身、续断、杜仲、阿胶、丹参、牡丹皮、山药、乌梅去核，蒸烂捣，同炼蜜为丸。公问用乌梅之故，予曰：血下久则涣散无统，乌梅味酸，酸以收之。如今人染红用红花，非此不得颜色。服之顿愈。后照此方治数人，皆大有效验。

工部司务④刘公讳一鳌，雄县人，癸丑年仲秋，因同雄邑令君⑤具茨王公赴席，坐间谈及医理之精微。刘公言其兄患大便下血数年，诸医药用过数百剂不效，且不任步履，不能下床。予以前方告之，因言其血热之证未除，去续断、杜仲、阿胶、熟地，再少加槐花炒、黄连，服之亦愈。

---

① 员外：官名。即员外郎。明代六部各司设员外郎，职位次于郎中。
② 嗣：子嗣。
③ 广荫嗣：谓生子多。古时有荫子制度，因称子嗣为"荫嗣"。
④ 司务：官名。衙署中掌管出纳文书及杂务。
⑤ 令君：对知县的尊称。

原任黄州太守潘公讳元和，华亭人，庚戌岁以补官①入京，常头目眩运，步履不稳。诊两手脉俱豁大无力，关脉多滑。公曰：吾老年体虚，但以十全大补汤为主。予曰：公常用乎？曰：然。曰：然则服后眩运减乎？曰：否。但觉体健而已。予曰：脉大无力虽属血虚，然关脉多滑，滑则多痰。眩运者，痰证也，无痰不作眩运也。徒补而不清痰，此眩运所以不去也。眩运不去，步履何由而安？且熟地黄滞隔生痰之药，肉桂助火邪之品，皆用之不善也。问：用何药？曰：公体虚痰，必补中兼清。用六君子汤加菊花、川芎酒炒、黄芩，如此服一二十剂，前证悉减。再照上方加当归、白芍药，修合作丸，调养而愈。补任瑞州。

潘公家干，年二十余，病伤寒七八日，胸膈胀痛，作呕，发热体汗，大便下利纯清水，诊脉沉而无力。用人参、半夏、枳实、厚朴、甘草、桔梗、大黄、芒硝，加姜煎服，痛除利止。公问予曰：古云神丹、甘遂不可共投②，今人参、硝、黄同剂愈疾，吾甚不解，明以语我。予曰：七八日胀满者可下。呕谓③邪未全入腑，胸痛为结胸。下利清水，体汗脉虚，似难纯用下药。今幸壮年，故补下兼用。枳实、厚朴、半夏，破结止呕之药，用甘桔载之，以去上之结胸；人参固其虚，再下硝、黄，驱其邪也。此古人用黄龙汤意。

杨公讳嗣昌，武陵人庚戌释褐④时，患伤寒五六日，头疼，发热恶寒，发狂，口渴。予诊左寸脉紧，两关并右寸皆洪数。欲

---

① 补官：补授官职。

② 古云……共投：《千金要方》卷九："神丹安可以误发？甘遂何可以妄攻？"

③ 谓：通"为"，因为。清代王引之《经传释词》卷二引王念孙曰："谓，犹'为'也。"

④ 释褐：脱去平民衣服，谓始任官职。

用三黄石膏汤，恐其太峻，用羌活、防风、柴胡、干葛、川芎、白芷、黄芩、黄连、白芍、甘草，重加石膏发汗，狂热顿除，次用清解药而愈。

杨公夫人，怀孕六七月，饮食绝不进，胸膈胀，水与药皆不能下。予诊脉和，非病脉也，乃膈气不通耳。药不能治，惟针灸可通，宜灸内关穴。公依予言，灸后即进饮食。其穴在手掌大纹后二寸两筋间。此穴可针，亦可灸，男左女右，重则双手同灸，轻者七壮，重加艾数。

杨公闺玉，四岁患痘，出，五六日不起，昼夜烦燥不眠。医以其不起，用参、芪补剂，烦燥愈甚。自宝坻逆予回京，见其颜色红燥，此火证也，宜用清热解毒。医仍苦执以痘起胀时必当用补，虽去人参，仍加黄芪，服之不效。次日，予力主去参、芪，重加酒炒黄连于清解药中，服下即安卧。至十日后，眼目羞明红赤，又急用清肝火之药，目红始退。法云：验丧明于眼合羞明①。噫！非重清凉解毒于起胀之前，身体虽安，而目必不免矣。

杨太夫人，侍御公讳鹤夫人也。初来京时，侍御公谓予曰：内人脾胃弱，不善饮食，素性多火，但服栀子金花丸即效，烦为修合。予诊脉右关虽数，然他部俱极细小无力，乃气血大虚而生火也，法宜大补，不宜清火。公又曰：往服此药最久，甚安。予再四辩析体虚致火之原，宜补不宜清之理，为制大造丸一方，服后脾胃渐强，饮食渐增，而火亦渐退。

太夫人又病，环跳穴骨忽然高起寸许，疼痛不已。意谓挫闪所致，请外科正骨者治之，百方不效，痛愈甚。侍御公曰：

---

① 验丧明于眼合羞明：语出《疡医大全》卷三十二。

兄慧而洞理，为详究得病之源。予归静思，人之五脏，肺主肤毛，心主血脉，脾主肌肉，肝主筋，肾主骨，凡骨之病皆在肾也。夫人体素虚寒，肾家本弱，前证有火者，由肾虚寒之极反生火也。虚寒甚，致不能约束筋骨而骨高起，且寒湿令人作痛。遂用大附子一个重一两者，炮，去皮脐以温其寒，佐苍术一两米泔水浸炒以燥其湿，下部之疾非下行之药不能达，使牛膝肉一两，同研末，酒糊为丸，空心或饿时酒送下三十丸，药未尽而愈。

杨公家监，患伤寒八九日，头疼体痛，发热口渴，谵语腹胀，大便不通，予诊六脉弦数，沉按有力。此表里俱实，宜汗下兼施。用羌滑、防风、川芎、柴胡、黄芩、黄连、厚朴、枳实、大黄，服后大便通，遍体汗出，热退身凉。

又一掌记①，生便毒，初起时疼痛不可忍。适予往侍御公所，因求治，更祈效速。予曰：药力不能速效，速效者惟针耳。此穴刺之最疼，能受则可。曰：唯命。为取脚后跟上五寸、脚肚之下中间名承山穴，针入四分，全用泻法，少时迎气，突然出针，肿消痛止。

太仆②耿公讳鸣雷，新城人夫人，体厚多子，患头疼，昼夜不眠，体忽瘦。诸医有因不眠用养心血药者，又有因体瘦而用参、芪补者，皆不效。公之侄婿蒋公，为上林簿③，邀予往治。诊六脉皆弦滑而有力，右寸关脉滑更甚。予曰：脉滑者多痰，且脉皆弦滑而有力，宜清而不宜补也。诸公子咸请曰：吾母如此疼痛，昼夜不得眠者数月矣，今体瘦羸弱已甚，恐非清消燥痰药所宜。予曰：昔肥今瘦者，亦痰证也。体瘦者，非病弱而体

---

① 掌记：官名。负责记录或管理笺奏的官员。

② 太仆：官名。掌管宫廷车辆、马匹，后兼管畜牧事务。

③ 簿：官名。掌管文书簿籍。

瘦也，乃昼夜头疼所致。不眠者，非心血虚而不眠也，昼夜痛甚，何由而眠？但宜大用消痰之药去其头疼，而诸病自愈矣。遂重用南星、半夏为君，再佐以陈皮、川芎、蔓荆子、酒炒黄芩、防风、荆芥、藁本、白芷、茯苓、枳壳、甘草之药，服十余剂而愈。

王公讳家桢，长垣人为刑部郎中时，太公年七十余矣，患小便不通，服诸利药皆不效。至第三日，面色光，小便急，上气微喘。公曰：吾闻大便秘一月犹生，小便过三日则危，今病急矣。溺胀胞囊何支？此时即水与药亦不敢复进也。公慧而洞理，计将安施？予曰：在常人，溺塞而有火者，通利药能行。今太公高年气弱，不能运转胞中之气，此通药所以不能有功也。予思一法，用艾灸，借火之气以通，何如？公曰：恐不胜艾火。予曰：无伤，但令火气透而不疼，纳麝香一分入脐中，上填满食盐，再用湿绵纸掩盖中心，艾火灸九壮，热气透，有响声，小便通矣。问用食盐之故，予曰：味咸者能补肾，湿纸借湿气以润盐耳，如盐不润，则盐见火恐结块，令脐疼故也。

侍御田公讳生金，麻城人，辛亥①初秋患伤寒，身热头疼，体腹俱痛，作呕，医作外感治。予诊左寸②脉微弦，右关甚滑，此病内伤重而外感轻也。细询，知酒后所感，遂用陈皮、苍术、厚朴、山楂、枳实、半夏、茯苓、柴胡、干葛、川芎、黄芩、甘草，加姜服二剂而愈。

田公夫人忽遍身大痛，逆予治。予适自冒风寒，用解表药，虽夜十余促，不能起赴。诘朝③，夫人疼痛更甚，至不可忍，

---

① 辛亥：明万历三十九年，即1611年。
② 寸：天启抄本作"手"。
③ 诘朝：同"诘旦"，即平明。

惟头不痛，诸医皆谓异证，不解。予诊阳脉濡弱，阴脉弦紧，更遇湿气，此湿温证也。所幸者无汗耳，有汗则难瘥。用羌活、防风、防己、甘草四味煎服，立瘥。人问方出何书？予曰：出张仲景。后人不能立也。

田公公子，未冠①时患寒热往来似疟状一二年，百药罔效，脾胃弱，面色黄，饮食减少。予诊脉，左弦数，右濡弱。用白术三钱，当归二钱，柴胡、知母、陈皮各一钱，水煎服，二剂而愈。

田公闺玉，壬子春季身体发热，喉疼，项强肿大，口干作渴，不进饮食，遍体红斑。公忧甚。予诊左寸关、右寸脉皆洪数。曰：此虾蟆瘟疫。治得其宜不足惧，非若伤寒发斑之为恶候也。用生甘草、桔梗、玄参、牛蒡子、连翘、黄芩、黄连、山栀仁、天花粉、射干、防风、荆芥、石膏、知母，加灯心煎服，五剂而愈。

孝廉田公，癸丑夏有仆妇与夫反目，用刀刺颈，流血过多。金疮愈后，因多食冷猪肉，致下白痢，日数十次。予诊脉沉细，右关更甚。用人参、附子、干姜、陈皮、厚朴、茯苓、山楂、甘草而愈。人问：痢初起即用干姜、附子，何也？予曰：此妇失血过多，体脉皆虚，又因食冷物以致下痢，大都脾胃虚弱，冷物不消之故，非他痢比。今大温其脾胃，胃气回，痢自愈矣。

谏议梅公讳之焕，麻城人患头疼、目痛、鼻干、不眠、胁痛，往来寒热。此阳明证未罢，兼少阳证也。医用九味羌活汤，反觉烦躁不安。予主柴胡干葛解肌汤而愈。

梅公掌记午后潮热，日晡更甚，饮食少进，大便溏。医用

---

① 未冠：古代男子年二十岁行加冠礼，未满二十岁为未冠。

四物汤加知母、黄柏、黄芩、地骨皮等药，其泻更甚。予诊两手浮数无力，尺脉甚微。用熟地黄、白芍药、陈皮、山药、茯苓、甘草、黄柏、肉桂，服之热退食进。或问潮热后用肉桂若何？予曰：尺脉弱矣，脾胃虚矣，便又溏矣。盖阴虚者，必用血药。恐过用则滑肠，故借肉桂补少火以行之。古人退阴火，加肉桂于知、柏方中，即此意。

侍御鲁公讳之贤，麻城人，甲寅①冬服阕②来京补任，巡视宣大，患喘嗽③。诸医有作痰作风治者，又有用人参补者，至乙卯④正月危甚，夜不伏枕。予二月下旬回京，知公逆予数矣，因诊公两手脉皆浮大无力，两尺虚弱，重按无神。予曰：此血虚之极，水不制火，痰因虚火炎上而生。燥痰不可，补气亦不可，惟滋阴补血为主。遂用熟地黄、当归、白芍药、天麦门冬、山茱萸、枸杞、陈皮、知母、桔梗、茯苓、甘草煎服，痰清而喘嗽渐止。用药十余日，病愈。公盛称治法之妙，欲赴任。予谓公：痰初愈，非调养一两月不可行。公曰：敕命⑤已下，安能久留？予复谓：驻近郊百里外亦可。公不听，于三月初九启行。时宣大缺按院⑥年余矣，公初至，众政毕集，兼遍考二镇诸生，至六月二十，过劳病复。八月十三逆予。至，诊脉，不可为，遂辞归。公但叹曰：悔不听公言，今无及矣。

工部郎中李公讳养质，蒲州人，庚戌秋患不眠者两月余，诸医概用养心血、安神等药不效。因解粮往易州，便道回乡养疾。

---

① 甲寅：明万历四十二年，即1614年。
② 服阕：守丧期满除服。
③ 嗽：天启抄本作"咳"。
④ 乙卯：明万历四十三年，即1615年。
⑤ 敕命：帝王的诏令。
⑥ 按院：明清时期对巡按御史的别称。

临发，吏部王公属逆予治。至，见公人物修长，面色微青，性急多怒。诊左寸关脉弦滑，右寸关数滑。予曰：此由恼怒气逆，痰入于胆所致。公闻喜曰：他医但言血虚，不宜用痰药。吾往无病时，常多痰。今数月不吐，益见其壅滞为害。公言甚当。若云入胆，则何以治？曰：胆为清净之腑，少有邪干之则不宁。公怒伤肝，痰因气上。肝胆为表里，肝方强盛时，痰不能入本脏，反干其腑，则胆受病矣。南星者，治痰药也。胆制者，能引入胆也，重用以为君。橘红利膈，茯神、酸枣仁安神，用以为臣。多怒者，宜伐肝。善怒者，宜清火。用白芍、黄连、竹茹为佐使，少加生甘草，缓以和之之意。使灯心导火下行。服十余剂，就寝熟睡。因欲邀予同往，予曰：公病已愈，乌用予行为哉？但戒恼怒，多服化痰药则得之矣。

礼部郎中游公讳汉龙，婺源人次公子，常面黄，胸腹胀闷，服补脾及消导药皆不效，逆予治。诊脉六部沉濡，此脾胃多湿证。用苍术米泔水浸一日，晒干，炒四两，厚朴姜汁拌炒二两，陈皮二两，甘草一①两，香附瓦器炒四两，共为末，老米糊为丸，菉豆②大。每日腹中饿时，滚水或米饮送下七八十丸，药未尽而愈。公问立方之意，予曰：面黄属脾，脉濡主湿，胸胀者其位高。苍术、厚朴、陈皮、甘草，乃平胃散耳。平胃者，平其敦阜③之气。幼无七情，惟气滞则诸病生焉。再加香附以顺气，气行则胸膈宽而脾胃亦健矣。此方后治他人，皆有效。

---

① 一：天启抄本作"二"。

② 菉豆：绿豆。

③ 敦阜：厚而高。指土运太过。《素问·五常政大论》云："土曰敦阜。"王冰注："敦，厚也；阜，高也。"

壬子夏，广东一商贩来京，年近①五旬，面白，美髭髯，日游狭斜②，溺花酒，忽患证。心胸胀大，身汗，气喘不休，不能坐卧者一昼夜，惟行步不能暂停，两手虚空浮拍而已。医咸不知其证，无所措手。予诊脉浮而微，右寸似无。用人参五钱，生姜十大片，水一钟煎五分，频频缓服，喘急少安，能就枕，再服遂愈。人咸以为奇而问焉，予曰：人之五脏，他脏虚则瘦小，而实则丰隆。惟肺则不然，愈虚则愈大。即豕畜③亦然，养之不肥者，其肺必大。此何以故？盖六畜无七情，惟有气病，肺主气。人之肺亦相类，虚则大，大则开而不敛，所以两手拍，不能坐卧，致汗出、喘不休也。人参补肺而定喘，肺实则收敛，而汗亦自止矣。又问：生姜何以用至十大片？曰：此五行生克之理。方其肺金虚时，肝木强盛。肝主筋，寡于所畏，是以手足动摇。天生五味，以养五脏。肺属金，喜辛。生姜味辛，用以佐人参，引经补肺以制肝耳。予乡弘正间④赠⑤大中丞方公讳虎遇异僧，授以神术，后传高弟王竹居先生，曾治此疾。念⑥年前曾闻友人汪君实道及，因密识之。医信⑦贵渊博哉！汪君讳士先多俊才，抱奇术而隐者也。

---

① 近：天启抄本作"迫"。

② 狭斜：小街曲巷。多指妓院。

③ 豕畜：猪一类的家畜。豕，猪。

④ 弘正间：明孝宗弘治（1488－1505）至明武宗正德（1506－1521）年间。

⑤ 赠：追赠，赐死者以官爵或荣誉称号。

⑥ 念：同"廿"。二十的俗称。

⑦ 信：诚，确实。

医按卷二

石介卿先生_{嘉兴人}，渊学宿儒①，深究岐黄之理，行人②丹渊姚公岳翁也。时姚公有幕客③病伤寒七八日，口干作渴，日饮水一二百碗无少休，时下痢清水不止。予诊脉细数无伦，惊曰：此大虚之证，不可误认为热！姚公愕然曰：今口渴，日饮水一二百杯，不为热证，岂可言虚乎？抑令虚证，此时又岂可用参补乎？予曰：不止参耳，非附子不能救也。介卿先生出曰：仆留志岐轩久矣，适闻公议论，殊未达，愿闻所以。予曰：仲景云：下利百行，急宜救里。救里者，四逆汤主之。今下利不止，岂特百行而已哉！此渴，非真渴也。虚极，火炎上，亡津液。津液耗亡，急饮外水以救其津液耳。时值夏月，不宜用四逆汤，易作附子理中汤，连进二剂，立瘥。介卿先生曰：医之理，渊奥乃尔。今而后，知肤见浅学之误人多也。

侍御周公讳师旦，应城人，庚戌岁十月患痰嗽，身微热。诸医作外感治，不效。予诊两手脉微大而虚，右寸滑数，无外感之脉，血虚肺火所致。虽少冒风寒，以末治之。用当归、白芍药、陈皮、贝母、黄芩、麦门冬、桔梗、桑白皮、前胡、杏仁、苏子，六七剂而愈。

侍御二公子笃于向学，患似淋非淋、似遗精非遗精之证。诊左寸脉微，尺部脉弱，乃留心经史，心肾不交所致。煎剂用

---

① 宿儒：素有声望的博学之士。
② 行人：古代主号令的官员。
③ 幕客：官员手下的谋士和食客，也称幕宾。

当归、菖蒲、远志、酸枣仁、茯神、柏子仁、麦门冬、黄连、泽泻、灯心，再间用铁瓮先生交感丹①而愈。

丙辰，侍御公按宣大。临行，家监患伤寒，头疼、口渴、身热。逆予治，适他往。及归，病已半月。前证未除，兼之谵语、大便不通，腹亦不硬。承气等药非所宜，用硝黄凉膈散，前症皆除。

世之治妇人，有二证无好方。其一则初怀孕与积血二三月时，经或少行，庸医不识脉，致行经安胎倒施，误人多矣！虽有试胎诸散，未见甚效。其一则有孕之痢，皆称难治。今治宫谕②公及符卿③公两夫人，颇窥一斑，因录于下。

宫谕彭公讳凌霄，淅川人夫人，两月经不行，嗣后间行数点。诸医悉以安胎药治后，至五月，腹虽渐大，予诊脉非孕者。公不肯用通经药，予曰：此证往往误人，不治将深。丹参有安生胎、下死胎、去瘀血、生新血之能，用二钱为君；蕲艾、香附行血不动胎，各用一钱为臣；当归全用、生地黄各一钱，甘草三分以和之。煎服数剂，经行而愈。

符卿归公讳子顾，嘉定人夫人，体素羸弱，频用参、术。怀孕七月患痢，腰疼腹痛，病在危急。诸医咸谓：安胎则痢愈重，治痢则胎难全，袖手无策。最后延予，至，诊脉数滑，重按无力，思必得固胎之药为主，又非参、术所宜。仲景有黄连阿胶汤。阿胶能治脓血之痢，且止腰痛而固胎，善莫善于此，遂用以为君；同黄连、芍药、甘草为佐；少加枳壳二三分，以宽其

---

① 铁瓮先生交感丹：元代萨谦斋《瑞竹堂经验方》所载正方，因来自铁瓮申先生而得名。

② 宫谕：官名，即宫谕少詹。主要掌管皇太子宫中事务。

③ 符卿：官名，即符玺郎。掌管皇帝八宝及国家的符节。

后重。服一剂，痛痢俱减。次日，去枳壳，再服二三剂，痢愈。徐徐再进补养药后，三月举子。随阅《本草纲目》有云：阿胶一味酒化，大能愈孕娠之痢。可见古人用心，今人所患在不博耳。此二证之方，后传用皆效。

解元①吕公讳克孝，予邑人，寄籍云间，暑月患伤寒，头微疼，身微热，汗出大如贯珠，腰疼，少腹痛，大便溏。诊之，脉虚浮而微，重按全无力。予用附子理中汤治之，瘥。或问曰：古云必先岁气，无伐天和②。暑月可用此热药乎？予曰：医家全在审证识脉。审证以知其外，识脉以洞其中，未有治疾不愈者也。吕公体素弱，且毒疮之后，脉重按全无力，汗出如贯珠，皆极虚之候，非此何以治耶？

赞善③黄公讳立极，元城④人夫人怀孕五六月，关膈不通，水米不进。予曰：药无益也，又不能下，宜灸内关穴。公未从。越二十余日，公令岳闻女病，从大名府来，服予言，劝灸。遂照前灸杨夫人法，立效。

谏议官公讳应震，黄冈人夫人忽得证，目上窜，手足冷，不省人事。予诊之，两寸弦、两关滑。予曰：此证因恼怒动痰，兼有风候，治宜疏风、豁痰、解郁为主。药用羌活、防风、荆芥、白芷、天麻、陈皮、半夏、茯苓、黄芩、川芎、当归、白芍、香附、乌药、甘草，加姜，治之效。后复发，照此方服亦效。

官公三公子俱患痞，惟大公子块稍大，三公子次之，二公

---

① 解元：乡试第一名者。
② 必先岁气……天和：语出《素问·五常政大论》。
③ 赞善：官名。唐宋时设有太子左右赞善大夫，掌传令、讽谏、赞礼仪、教授诸郡王经籍。明、清时期，赞善分属左右春坊，为陪伴太子读书的学官。
④ 元城：地名。在今河北东南部，即今之大名。

子又次之。一家监亦然，块更大。予为大公子灸脾腧、肝腧、章门、三里。三公子灸相同，但不肯灸三里。二公子只灸中脘一穴。家监照大公子穴法，而艾数增多，块虽大而愈速，艾多故也。肝腧，穴在脊骨九椎傍。脾腧，穴在脊骨十一椎傍。同肝腧穴，各开一寸五分。章门穴，胁下季肋之端，侧卧曲手，肘对尽处是穴。中脘穴，腹中间从鸠尾比至脐心，中折是穴。三里穴，膝下外侧。

大公子凝之文学尊阃①，乙卯元旦患遍体红斑，喉咙疼痛，从辰至午，斑变紫黑色，六脉洪数。用黄芩、黄连、生地黄、牡丹皮、赤芍药、连翘、防风、荆芥、牛蒡子、射干、玄参、桔梗、甘草、石膏、天花粉、犀角，加灯心煎服。次早，斑内流血，病亦奇矣。再服二剂愈。

京师邻人陈怀玉尊阃，患伤寒六七日，胸高胀痛，按之坚硬，痛甚。予用半夏三钱，瓜蒌仁二钱，黄连一钱五分，姜三大片煎服，胸宽痛止，病愈。因问何方，药简而效速，必得异传。予曰：此小结胸证，用小陷胸汤。古人治法耳，无异也。

怀玉令叔，顺天庠生②。有子年十五，因内食寒物，外感风寒，腰疼腹痛，四肢厥逆。医用干姜、附子，厥逆犹故，痛亦不止。暮夜，自逆予曰：非公一顾，势将不起。予往视，闻其呻吟痛楚，势且待尽。诊六脉全伏，曰：殆哉！此非药石可疗矣。曰：公惜刀圭乎？予笑曰：此阴寒危笃之时，治阴寒必用热药。热药至干姜、附子极矣，而不效，他药何益哉？今势，

---

① 尊阃：对他人妻室的敬称。阃，闺门。

② 庠生：明清科举制度中府、州、县学生员的别称。古代学校称庠，故学生称庠生。

惟灸可施。时病者业痛甚，复闻欲灸，益蹙頞①缩避。予谕之曰：汝命在顷刻，灸且得生，何惧也？为取中脘、丹田二穴，各灸五壮，热汗出，痛止即愈。

辛亥夏，家仆社礼年二十四，中阴寒，少腹痛极，几死，恨无地可入。为取丹田穴灸之，艾灼时则痛少止，火过复疼。至九壮，身体回阳。十五壮，热汗出，乃愈。嗟乎！寒之中人深也，即用热药如姜、附，亦未见速效，艾火之功神矣哉！

汝学家侄患痢，日数十行，煎剂皆不效，为灸中脘、天枢、丹田各七壮而愈。

长安酒肆一仆，年十七，未冠患痞，块径大四五寸许，腹亦胀大。予哀其贫苦，为灸脾腧、肝腧、章门、中脘、三里，半月全消。

李少泉南昌人，壬子夏，其妻临月难产，一昼夜胎不下，诸药不效。逆予治，见其面颜黑，恶寒畏人，闻木音则惊骇异常，气力困倦，众为必死。医有谓恶寒为外感证，予曰：非外感也，乃手阳明之候。不闻《经络》云：是动欠伸面颜黑，凄凄恶寒畏见人，忽闻木音心震慑②，皆是经之主病也。药无济耳，惟针法可救。其夫哀求，为取本经合谷穴，用泻法，周时出针。胎下，子母俱全。

一人因夏受暑热病目，服寒凉清火药二十余剂，目赤不退，肿痛更增，求予治。予思此服寒凉药过多之故，用防己、白芍药、生甘草各三钱，水煎服，二剂目赤即退，红肿立消。有老于医目者问曰：吾习刀圭，专攻翳障三十余年，未闻此三药治

---

① 蹙頞（cù'é 醋厄）：缩鼻子，形容愁苦的样子。頞，鼻梁。

② 震慑（shè 社）：《十二经脉歌·足阳明胃经脉歌》作"惊惕"，后有"登高而歌弃衣走，甚则腹胀仍贲响"。

目。予曰：肝气盛则病目，白芍伐肝药也，汝知之矣。人但知凉药以清其热，不知血热甚时过服寒凉，则血反冰服①而凝滞不行。防己，非治目药也，性动而不守，借其动性，行凝滞之血。然恐其性过于太行，再用甘草，甘缓以和之。是以三味合而有功。此方服于过服凉药之后则效，若初患则不宜用。后加当归尾三钱，更效。

候选光禄典簿徐公讳誉征，苏州人，患伤寒十七八日，人事昏愦，体汗身热，口渴，大便二三日不通，通则又溏甚。诸医在先有汗者、有下者。公与御医张梓亭先生善，转属予治。诊六脉微弱，视其形容倦困之极。细询，知公家素封②，多姬媵，气体本虚。时医仍有欲投柴、葛、石膏、芩、连者，予曰：此病虽起自伤寒，至此成坏证耳，非可常道论也。药宜守而不宜攻，宜补而不宜凉。用人参为君，佐以白芍药、麦门冬、天花粉、黄芩、知母、甘草，少加柴胡清热，服下神气渐爽。渐易补剂，至二十余日③而愈。

瑞州通府④孟公讳心孔，武昌人，辛亥岁来京谒选⑤，病面黄色，脾气不健，闻作寒热往来。予诊左脉弦数，右脉濡弱。照前治田侍御公子方，白术、当归、柴胡、知母、陈皮五味，服五剂而愈。

谏议韩公讳光祜，光化人，辛亥岁以户科巡视光禄。当岁暮，

① 服：通“伏”，潜伏。
② 素封：无官爵封邑而富比封君的人。《史记·货殖列传》："今有无秩禄之奉，爵邑之入，而乐与之比者，命曰'素封'。"
③ 日：天启抄本作"剂"。
④ 通府：官名。即通判，掌管州府粮运、家田、水利和诉讼等事项。
⑤ 谒选：官吏赴吏部应选。

政事鞅掌①，患腰疼。医用山茱萸、杜仲、破故纸补肾之药，疼益甚，且伏枕矣。予诊脉，知为风湿证，用羌活、苍术、木通、防己、威灵仙、川萆薢、牛膝、枳壳，立愈。

通政②闵公讳廷甲，蕲水人，壬子岁仲夏，因酒后吐泻成霍乱，躁扰不安。医以脉乱为嫌，予曰：此霍乱证也，不必论脉。用六和汤，吐泻渐止。后起时下部脚膝较弱，不能步履。予曰：公大虚也。再诊，脉亦虚弱，劝用十全大补汤，加杜仲、牛膝、木瓜、山茱萸，多服而愈。

户部郎中张公讳邦翼，蕲州人，辛亥除夕患伤寒，头疼项强，发热恶寒。诊之，左寸弦紧，右关脉滑。予用羌活冲和汤，头疼恶寒渐减，但胸膈胀。予曰：此右关脉滑之故。再用小柴胡汤，去人参，加枳实、桔梗，胀宽，然热未除，次用清解药而愈。

张公讳效艺，户部公令侄，初选文思院③副使。因内事后感寒，头疼发热、恶寒口渴等证，医以虚治，反危重。予诊左寸紧，他脉洪数。此虽感于内事后，然未中阴经，且头疼发热，俱属阳证，洪数又属阳脉，当照外感阳证治，不可惑于此也。遂用羌活、防风、柴胡、干葛、川芎、白芷、黄芩、枳壳、甘草，服后他证渐减，惟口渴不解，再加天花粉、石膏而愈。

姜二酉太学，张公亲也。身短而体肥，六月患伤寒，头疼发热，恶风，身体多汗，神倦气喘，脉虚浮无力。用补中益气

---

① 鞅掌：事务繁忙。

② 通政：官署名。通政使司的简称，掌受内外章疏敷奏封驳之事。此指其长官通政使。

③ 文思院：官署名。在明代属工部都水司，主管舆辇、册宝、法物和各种器服所需金银犀玉、金彩绘素等装饰品之制造和供应事宜，设大使、副使领其事。

汤，倍柴胡，加川芎、羌活、防风、葱白，服后诸证顿减。再用前方，去羌活、防风、葱白，服六七剂全愈。太学，博雅士。因问曰：凡人治外感病，悉用发散，今反用补取功。他人，吾必不信。公，吾素敬服者，故用之不疑。愿悉其理。予曰：公外感甚微。所以致重者，体本虚也。体虚多汗，虽有微邪，若不补而专发散，恐有亡阳之患。轻者变重，重者难痊，岂特病哉，药攻之过耳。此法朱丹溪所立。若无此证，朱翁必不立此方也。姜甚称善。

奉常①梁公讳克从，鄢陵②人，素精岐黄术。任吏部时，暮夜逆予，云夫人病危。至，诊脉，两寸洪大，关尺全无，视其床前有吐迹。公曰：人脉之有尺，如木之有根、水之有源。今尺绝矣，似难救也。予曰：从吐后得乎？曰：然。曰：然则可治。问：何以故？予曰：凡人大吐则气上行，是以脉亦上行而不下，下部何由有脉也？所以尺部无脉，在他证言凶，此则无害。用藿香、陈皮、厚朴、枳实、黄连、半夏、茯苓，加姜煎，连进二剂全愈。

光禄黄公讳正寿，休宁人令宠③，年近五旬，无子多郁。忽经血下行如注不止，面纯黄色，咳嗽胸胀，耳鸣，不闻人声，眩运不止，危笃之极。医有用参、芪补者，其咳④嗽更甚。予诊脉，浮取不甚见，重按虽伏，稍有力。予谓可治，第计用药之难，无如此证者。宽胸则血下行，涩经则胸愈胀，补之则增嗽。必得行中有补、补中有行之药，方能治也。因思丹参有安生胎、

---

① 奉常：官名。秦置，为九卿之一，掌宗庙礼仪。
② 鄢陵：地名。春秋郑地，属颍川郡，在今河南鄢陵县。
③ 令宠：对他人姬妾的敬称。
④ 咳：天启抄本无。

下死胎、去瘀血、生新血之功，用以为君。又思，得宽胀行气之药为佐。木香、砂仁，虽能行气，恐增咳嗽，惟香附行气，古人亦有用治郁嗽者，用以为佐。再用健脾利水之药、不犯行经者为臣，茯苓、陈皮平淡，因用之。四味和剂，服后腹响膈开。再剂，血止胀消而愈。

都尉①万公讳炜，京师人患脚气，疼痛，大指旁红肿，脉两关尺弦数。公好客善饮，乃过饮湿热下注所致。用木通、防己、槟榔、木瓜、牛膝、川萆薢、威灵仙、茯苓、苍术、黄柏而愈。

户部郎中马公讳之骏，新野人，患脚气病与都尉万公同，疼痛红肿亦同。照前方，亦效。公素善饮，再单将威灵仙煮酒间用。

少尹②高公讳惟斗，新野人尊闻，患病危困，身热、胸胀、多汗，诊脉浮而微。遂用补中益气，倍参、芪，服而安。时诸人咸议论身热胸胀不宜补，公特见信，故能奏功。

进士王公讳则古，禹州人，癸丑孟夏赴马时良太史席，时仲良民部③在座。酒次④，公家人促归甚急，云夫人病甚。公惊，起行。民部笑曰：能饮巨觥⑤，当令年嫂恙立愈。公问故，因请逆予治。至则诊其脉，左寸涩、关沉弦、尺弱，右寸微数、关尺皆沉。予曰：无妨，此血虚脾弱多郁证也。血虚，宜归、芍而不宜地黄，滞膈故也；脾弱，宜茯苓、陈皮、甘草，而不

---

① 都尉：官名。战国始置，位仅次于将军。自唐以后，以上轻车都尉、上骑都尉、骑都尉为三、四品勋官称号。

② 少尹：官名，即府尹。唐代制度，凡州升为府者，其刺史称为府尹。

③ 民部：即户部。隋文帝时设民部，掌管全国财赋的统计与支调。唐初避太宗讳，改称户部。

④ 酒次：宴饮间。

⑤ 觥（gōng 工）：酒杯。

宜白术，壅塞故也。解郁，香附、抚芎、炒山栀。又以肺气不清，加麦门冬。服即有效，再加减用二十余剂，数年沉疴悉愈。

太史成公讳基命，元城人，壬子岁入京，忽患眩运如中风状。诊脉两寸并左关皆弦，右关甚滑。此痰证，非中风也。脉弦，亦少有风耳。用陈皮、半夏、胆南星、黄芩、川芎、白芷、防风、荆芥、天麻、茯苓、枳壳、甘草，加姜煎服愈。

春元杨公讳世熙，大名人，太史成公友也。在京患病，自腰已下至腿脚，疼痛不能动履，昼夜呻吟。太史令逆予治，予适他往。比归，业已浃旬①。往视，见公状貌魁梧，伏枕呼疼痛声，顾谓②予曰：望公来久矣！疼痛几殆。予诊左关脉弦，右关脉滑，两尺皆濡。此中湿兼风之证。因言曰：能为公立瘳，庶不负公之望我。用羌活、独活、防风、防己、秦艽、川芎、陈皮、半夏、木瓜、木通、枳实、威灵仙、川草薢、牛膝，加姜。因其体壮，药剂三倍常人，煎服。卧少时，下体有汗，其痛即减，立能移步。公喜。以卧床半月，投药立瘳，谓予医为神云。

大行芸阁程公孝感人家监，病伤寒二十余日，大便不坚，身热不退，饮食绝不进口，烦躁，口渴，气喘。医仍以发散清热药治，致身体羸瘦，形骸尽脱，声音不出，睡时惟仰卧，不能转侧，自分必死。逆予，至，公曰：此仆病深，百药不效矣。公高明，敢相烦，幸勿忽其仆役。诊六脉微弱，意不补难痊，非参不可。公曰：诸医谓不宜参。予曰：诸医不宜，此仆所以宜也。遂用人参为君，佐以茯苓、白芍药、麦门冬、甘草，再

---

① 浃旬：十日。

② 谓：原作"为"，据天启抄本改。

少加柴胡、知母、天花粉、黄芩，以清其外热，煎服。公，厚德长者，频往视。见服药少安，喘渴少止，晚又宁睡，诘朝即枉顾①谢曰：仆命再生，公之赐也。再照前方，渐加大补，调养而愈。

家叔讳寰庚戌夏任兵部郎中时，忽患头目眩运，两目角微似抽掣状。诊脉，左手浮大无力，但寸口微弦，右寸关多滑。予曰：此血虚有痰兼风之候。必先治其痰，后大补其虚可也。用二陈汤加胆南星、黄芩、川芎、天麻、白芷、荆芥、当归、白芍药、茯苓、枸杞等药，再用大补剂而愈。

公友汪体元予门人血痢腹疼，小便涩，饮食不进，六脉细数。用当归尾、赤芍药、陈皮、枳壳、黄连、槟榔、滑石、牡丹皮、玄胡索、芽茶煎服，立效。人问：玄胡多治妇人，今何用之？曰：玄胡，治血凝滞不行腹痛是已，何必论男女也？

十月，公主武场帘事，有客使患伤寒，因发汗过多，遂至腹胀不安，人事昏愦。医仍消导治之，其胀愈甚，渐至眩运昏迷。因公在帘，家人未及相闻。至沉重，乃逆予。诊脉微弱之甚，用人参、半夏、厚朴、甘草四味，加姜煎服，腹胀即宽，寻愈。原治之医问曰：腹胀反补，古人亦有此治法乎？予曰：出自成无己②。《明理论》有吐后腹胀、下后腹胀、汗后腹胀之条。又问：三者议论若何？曰：伤寒邪在腹，法当下而反吐，以成腹胀者，用调胃承气汤下之。伤寒邪在膈，法宜吐，医反下之，徒空脏腑而③膈邪未去，致心烦腹满、卧起不安者，仍

---

① 枉顾：敬辞，谓屈尊看望。

② 成无己：北宋后期医家，聊摄（今山东省聊城）人，著有《注解伤寒论》十卷、《伤寒明理论》三卷、《伤寒明理药方论》一卷。

③ 而：原无，据天启抄本补。

宜栀子厚朴汤吐之。汗多者，亡其津液，以致腹胀，法又宜此方，回其津液也。又问：同半夏、厚朴用，何也？予曰：半夏味辛，能散逆气。然证虽虚而形胀似实，厚朴之用，治形似之实耳。可见古人用法之妙。

周公讳士昌，内江人庚戌释褐时，患感冒伤寒证。予照常发散，治愈。后选户部，督饷昌平，又患胸膈填胀呕恶之证。诊其脉弦滑，用二陈汤消痰，再加宽胸之药，不效。月余，再逆予，照前方加减，又弗①效。予辞，令其另延明医。又月余，复逆，予谢曰：仑不敏，不能奏功，黔驴之技止此矣！公曰：吾知公深，劳再一思之，未有不得者。予意据脉治，脉滑则多痰。前作痰证，治之不效矣。公素性多郁，气不舒畅，郁久生痰，开郁而痰自行。但脉弦滑，又非郁证。古人亦有从证不从脉之治。遂用橘红、贝母、苍术、抚芎、香附、炒山栀、神曲、苏梗、茯苓，少加枳壳并姜，服后膈渐宽、呕渐减。再除枳壳，如此服一二十剂而安。公嘉予甚，予谢曰：公见属之专耳。籍非至再至三，仑且失之矣。

仪制②郎中洪公讳世俊，同邑人夫人，因房内墙崩压伤，致吐血过多，诸医皆为危重。予适他往，及回，则数日矣。公忧之甚，予曰：此易治。血因压伤而来，非若内伤脏腑比也。初起时，当用鸡鸣散行之。今既数日，不宜大行。遂用当归尾、川芎、香附、丹参、牡丹皮、赤芍药、玄胡索、桃仁、红花，加酒煎服，瘀血渐行，吐血渐止，再用调养剂而安。墙崩压床，夫人犹卧床也，床折而夫人无恙，福人哉！书以志异。

宪卿家伯母体康健，常患头疼，甚则头筋高起，脉多洪大，

---

① 弗：天启抄本作"勿"。

② 仪制：官名。明、清时属礼部。

其最盛者在左关。往时，悉以疏风去火之药，用数剂而平，然遇触即发，如此者一二十年。及六旬外，一病月余，服前疏风清凉药，皆不效。头右边痛更甚①，右面皆肿，右鼻窍塞，气息不通，昼夜呻吟。诊脉虽浮大，按之空虚。予曰：此久病致虚之故，照前法治之则左矣。人咸谓诸痛宜通而不宜补，且鼻又塞，非补益明。不知鼻塞面肿者，非实也。久病人虚气弱，不能以行其经络，致令诸药不应，宜用借补法以通之，鼻气通则病可减。用黄芪二钱，木通八分，川芎、辛夷各七分，白芷六分，甘草五分，细辛、羌活、柴胡、前胡、干葛各四分，酒炒升麻一钱，生姜三片，连须葱白二根，水二钟，煎一钟热服，覆被卧，躁扰不安。再延②予。至，见其举室惊惶，予曰：无伤，此药力与邪相斗耳。少时，鼻气③忽通，而肿即消，头疼亦少安，再用清补药而愈。左右问其故，又何不用参而单用芪？夫人参味纯和，守中之品，不似黄芪禀雄健之资而骤补，再重用升麻升提，引诸清上利窍之药上行，则得之矣。古人亦有用此治法者，从丽泽汤化来。

绍美家兄己亥④岁隆冬患头疼项强、发热口渴、恶寒无汗等证，脉洪大。用九味羌活、十神二汤，皆不效，发热烦燥愈甚。予欲用石膏清凉之剂，时值大雪，人以寒冷时令为言。予曰：从证也。用柴胡、羌活、干葛、白芷、白芍、黄芩、黄连、川芎、甘草，倍用石膏，汗出，热退，身凉。明岁三伏时，偶溪行遇微雨，冒风不爽，小腹痛，自以为内伤饮食、外感风邪

---

① 更甚：天启抄本作"甚极"。
② 延：天启抄本作"逆"。
③ 气：天启抄本作"息"。
④ 己亥：明万历二十七年，即 1599 年。

所致。诊脉极沉细，予曰：此中寒危急证也，非附子不可救。用附子理中汤而痊。起而谢曰：古人云必先岁气，毋①伐天和。今寒月用寒，热月用热，犯古人之忌，超众人之见。弟于医始究心也，即洞达妙理若此乎？予曰：医之为道，毋似矮子观场，毋随波逐流，贵在审证识脉。弟究心者此耳，非有他长也。

进士沈公讳必成，钱塘人，苦读书。癸丑廷试后发热，咳嗽，咯血，间吐脓痰，小便短涩。知予善疗痨瘵，属治。脉数而不细，用当归、白芍药、麦门冬、桔梗、陈皮、白茯苓、知母、贝母、牡丹皮、紫菀、生甘草之药，遇火盛间加炒黑山栀。十余日，脓血渐减，去紫菀、丹皮。热退，除知母、山栀。如此出入用药，调养四五十②日，各证悉减，起居如故。是岁，因馆选③复勤读。予劝之曰：病虽少④愈，最惧劳复。性命与功名孰急？纵不为翰林、黄甲⑤，不易得物也，君其思之。次日入其宅，诵声犹不息⑥。复劝之甚至，后忌予言，不切脉而求方，驾言⑦习静⑧山中，实用功不辍，遂致体羸弱，不能倚立，仍勉强入试。病复作，逆予治，则不可为矣。对予泫然流涕曰：悔不听公言。归，至中途而殁。嗟乎！苦功若此，过于囊萤刺股，

---

① 毋：天启抄本作"无"。下同。

② 五十：天启抄本作"十五"。

③ 馆选：明代开始采取的一种考试制度。进士一甲三人被授翰林院修撰和编修之职，二三甲进士可参加翰林院庶吉士考试，称馆选。

④ 少：天启抄本作"小"。

⑤ 黄甲：科举甲科进士及第者的名单，因用黄纸书写故名。此指进士及第者。

⑥ 息：天启抄本作"绝"。

⑦ 驾言：传言，托言。

⑧ 习静：习养静寂的心性，亦指过清静的隐居生活。

徒知轩冕①之荣，而不知自有其身，惑之惑矣。

北京一车水者②泽州人，壮年体健多力，酷嗜葱蒜、烧酒、煎炒之物。初秋盛暑时患疟，间日一发，发则呕痰，如此七发矣。又次日将发时，忽然倒地，四肢厥冷，面紫色，心胸热，口唇裂，惟闻喉间痰响声，呼之不应，人以为死也。诊脉，浮按全无，沉按至骨，滑不断续。《脉经》曰：脉滑者多痰。《病机》云：无痰不作疟。意谓顽痰所结，致闭塞孔窍不通。用生半夏研极细末，取新汲井水搅成浆，灌下一二碗，忽吐稠痰十数碗而苏，即能言语，疟亦不复作。有三人私议曰：生半夏戟③人喉，又未闻治疾④用数两者。一曰：或制半夏耳。一曰：吾见从肆中市来。交相疑惑，因过询予。曰：治病有缓急，用药有经权。方其危笃时，岂缓药治之哉？生半夏有毒，戟人喉，理也，经也。今顽痰壅盛时，足以当其毒。半夏非生用，何能以胜其痰？古云：凡有毒之药治病，有病则病受之，所以不戟人喉，音声无伤。若此者，宜也，权也。今有医治富贵人痰，以半夏性燥，用贝母代之。噫！可笑矣。不知半夏治脾胃之痰，贝母去肺肾之痰；一以燥痰健脾，一以清痰解郁。不识药性，不明脏腑，何足以语医，又何足以论缓急经权之道哉？问者喜曰：问一得三矣。

耿太学讳庭植，新城人，太仆省亭公次公子。壮年魁梧，善饮，患遍体骨节⑤疼痛，致卧不能转侧。医见其四肢痛，有用

---

① 轩冕：古时大夫以上官员的车乘和冕服，借指官位爵禄。
② 车水者：用水车排灌的人，此指青壮年劳动力。
③ 戟：刺激。
④ 疾：天启抄本作"痰"。
⑤ 节：天启抄本作"脊"。

桂枝者，其痛反增，甚至危殆。予诊脉，洪大而滑，烦渴呻吟不休。此多湿热所致。但湿家脉本濡，桂不宜酒人。今用之，是以火济火，脉反洪大。太学昆仲①咸曰：如先生言，急宜寒凉救耶？曰：不然。今痛甚之时，寒凉药反凝滞不能以行其经络，非大剂疏通流湿不能疗也。用威灵仙三钱，苍术、木通、川萆薢、牛膝、防己各二钱，再入生黄柏一钱。柏味虽寒，性能除烦去湿，又滋肾水，以制桂枝之火。服数剂而愈。

庚戌岁，浙江一贡元②赴京廷试，寓王河桥东，患疟疾，间日一发，先寒后热，寒热相半。渐至间两日一发，寒多热少。体弱不胜衣，饮食少而畏风寒。如此三阅月，诸药罔效。诊六脉微弱而少弦，右关似有似无，此疟中太阴经。用附子理中汤，佐以青皮、柴胡，三剂而疟止。再用补中益气汤，调养而安。古人谓疟间两日一发，病在三阴经。寅、申、巳、亥，中厥阴；辰、戌、丑、未，中少阴。此子、午、卯、酉，中太阴经也。

万户③张公讳泰贞，新安卫人，年六旬致仕④，来游京师，擅博雅，搢绅⑤争慕之，致倒屣⑥无虚日。壬子春，因过劳，复感风寒，头疼身热，口渴，日饮冰水，小便短少，间作呢喃声。诸医悉投羌、防、柴、葛、芩、连、石膏等药，不效。予诊脉虽数，重按无力，此兼劳倦内伤之候。过用寒凉发散则误矣，

① 昆仲：称他人兄弟的敬词。

② 贡元：对贡生的尊称。科举时代，选府、州、县生员（秀才）中成绩或资格优异者入京师国子监读书，称为贡生。

③ 万户：官名。金初设置，元代相沿，为世袭官职。

④ 致仕：古代官员正常退休。一般致仕的年龄为七十岁，有疾患则可提前。

⑤ 搢绅：有官职或做过官的人。

⑥ 倒屣（xǐ 喜）：倒穿着鞋。古人家居，脱鞋席地而坐，客人来到，急于出迎，以致把鞋穿倒。后以形容热情迎客。屣，鞋。

宜清养兼施。遂用柴胡、知母、黄芩、山栀、白芍药、麦门冬、天花粉、甘草、竹叶、灯心，连进二剂而安，再易养血滋补药而愈。

王文祥孺人①歙岩镇人患头风痛，身半以上甚发热，下冷如冰，有时痛连鼻齿，口极燥渴，有时少腹间痛。两寸关脉洪大，两尺微，重按方有。用川芎、黄芩、黄连、荆芥、白芷、蔓荆子、防风、干葛、柴胡、天花粉、升麻、青皮、厚朴之药，不效而痛反增。思之不寐，忽悟此证极渴，非石膏不解。因其下部寒凉，是以不敢轻用。且前方又无治下寒之药，何以获效？古人既济汤，用石膏、附子同剂者，岂不可为之法乎？将上方去天花粉、青皮、厚朴，加牛膝、甘草，倍用石膏，再入熟附子三分，服之顿愈。

乙卯岁夏月，予在大同左卫②，值一浙中友人，体虽厚而酒色过伤，病腰忽拘挛疼痛，呼叫之声不绝，口渴，身多汗。诊脉弦洪，两尺更甚。用生黄柏、玄参各三钱煎服，立愈。人问何证？用二药云何？予曰：此相火上炎而冲胁。黄柏，去相火药也。拘挛疼痛则气逆而不舒，今火盛之时，一切行气热药皆不宜。脉弦洪，不宜补剂。汗多，又不宜风药。惟玄参性寒走肾，退六经之火，为一身枢机，领诸气上下通行，而拘挛自舒矣。

---

① 孺人：古时对官员母亲或妻子的尊称。
② 左卫：地名。位于今山西怀安东部。

医按卷三

　　庚戌岁，滇之进士不退陶公、澹宁石公时相过从。石公洞达岐黄，恒相与推论先贤未发之理。夏月间，其乡人患伤寒四五日，作呕，胁痛，寒热往来，盗汗不止。医有用清者，有用补者，皆不效。公令逆予治，用小柴胡汤立瘥。公问曰：盗汗为虚。既有汗而复用柴胡，此所未达。予曰：自汗属气虚，盗汗属血虚，此在常病然也。伤寒盗汗，属半表半里。何以见之？独不观成无己曰：若邪气一切在表，干于卫气，自然汗出。此邪气侵行于里，外连于表，及睡则卫气行里，乘表中阳虚，津液得泄；但睡则汗出，觉则气行于表，而汗又止。此属半表半里，明矣。非若伤寒他证汗之有虚有实，在此证一于和解。小柴胡汤为少阳主方，非治盗汗药也，和解半表半里耳。又问曰：小柴胡为半表半里药，少阳证既云寒热往来，则热未除也，且呕兼胁痛。热家忌补，呕家忌补，痛家又忌补。三者皆忌补，如何古人制此方内有人参？今人悉去之，是乎？否乎？曰：公言，切要之论，足以解世人之疑。伤寒六经，原从太阳、阳明、少阳，以次传及三阴经。太阳、阳明二经为表，多热；三阴经为里，主寒。少阳经在半表半里之间，从阳则热，从阴则寒，是以寒热往来。古人立小柴胡汤，以柴胡为少阳经之要药，能除寒热往来，故用之为君。里气逆则多呕，半夏味辛，去逆气以止呕。黄芩清外热，故同用以为臣佐。伤寒自表传里，邪必入内，恐正气内虚，用人参扶其正气，使邪不得内传。此方表里寒热混淆，加甘草和诸群药。今人不用人参，气体实者则可，倘虚者未有不病疟者也。伤寒变疟，抑亦少阳证，去人参之为祸者欤？今京师治伤寒，有医好用人参者，偏也；全不用者，惑也；知其可用者用之，不可用者去之，斯为良工。

辛亥春，在缮部景陵增华李公宅，有公乡僧患痨嗽者在座，形容憔悴，云服诸药不效，自谓痼疾。公命予视。予诊其脉细数，法在不治，稍喜者无涩脉耳。因笑曰：常药不能疗，仙丸乃可。公亦笑曰：何处得觅仙丸？予因道友人遇异人之故，与丸三两，每日二次，约服二钱余，未半月嗽止，肌肉复生。时公舅氏谭公即欲索方，予遵授者言，必后十五年方可广传，戒毋先泄。今及期①矣，公天下之心，不敢终秘。遂并其事录于此：丙午②岁，友人贾如皋市杂货，痨嗽三年，足膝痿痹，自分必死。因无亲子弟可任，病虽困，犹日卧堂皇③。一日，有道人羽衣竟造其榻，曰：贫道有异方，能愈汝疾，可乎？友人意其抄化，不答，兼怒门者奈何使人。少顷，人自外至，问之，曰：未见也。道人亦失其处。友人骇异，视案上有片纸，书端阳日采豨莶、益母二草去土，净水洗，各用木甑、砂锅，俱选吉日，九蒸九晒，二各为末，新磁瓶收贮。用时二味每各四两，槐花蕊炒，研末二两，黑芝麻炒，捣粗末二两，四味和匀，炼蜜为丸，梧桐子大，每日空心，临卧滚水送下七十丸，半月而愈。药味常品耳，方与事奇矣。按诸病惟咳嗽难治，痨嗽尤难。大都嗽起于肺火，火甚则血因之而热，痨、咳、痈、痿之病由此而生。豨莶、益母，味皆清凉。豨莶有凉血、疏风、去痈毒之能，益母有补中、行瘀血之妙，槐花凉血，芝麻润燥，故大便燥结、血热火盛者，于此药最宜。惟肠滑胃弱者，不能常服耳。然此药最难成丸，

---

① 及期：原作"期及"，据天启抄本乙正。
② 丙午：明万历三十四年，即 1606 年。
③ 堂皇：形容表面上庄严体面，实际上并非如此。

用蜜宜多，一方约有二十四两。或以四味配四时，药十二两配十二月，合成共二十四两，配一岁二十四气。理或然也，但不能久藏，久则虫生，难于寄远。予在南方制用，及自携至北者，皆有神效。北方制者，乃不验。或土产之不同邪！予挈家在北时托人制者，亦不验。或蒸晒之日未选择耶！人能志诚修合，真有死回生之功，可以济世，名曰仙传痨嗽丸。凡我同志，幸共宝之！

　　夫病最宜耐心调养，性急甚害事。如炼丹要火候到，少怀欲速之心，则宋人揠苗①之谓也。予在京，辛亥壬子间，侍御曹公讳光德，黄冈人与予相往，称莫逆。每坐谈论，必久留。合室②凡有疾病者，必延予治，未有不效者。尝揖予曰：公术固高，然与吾家更有缘也。公起家③檇李④司理⑤，用心刑名⑥，待民平恕，处家俭约。壬子春夏间，面多青色，形容有抱郁之状，饮食减少，胸膈颇多胀闷。诊脉多沉涩，右关极弱。予立方，用参、术健脾之品。公曰：予性不喜服参、术，且胸胀更不宜，当用宽胸消导之剂。予曰：不然。此脾虚证也，消则愈虚耳。不听，迟数日复逆予，其欲消不欲补如故。至五六请，予持前议益坚。公对人曰：程生医则高，但性执耳。后有北医悉以消导破气药治，初服似觉宽，过数日复胀，又服，如此用四五十剂，病益甚，喘胀诸虚症悉见。危笃时，搢绅先生来视者，问其何不逆予？公曰：程生曾劝我不宜消导。今果然见之，

---

　　① 揠苗："揠苗助长"的缩语。典出《孟子·公孙丑上》。
　　② 合室：全家人。
　　③ 起家：谓从乡里征召出来，授以官职。
　　④ 檇（zuì 醉）李：地名，在今浙江嘉兴西南。
　　⑤ 司理：官名，司理参军的简称。
　　⑥ 刑名：战国时以申不害为代表的学派，主张循名责实，慎赏明罚，后人称之为"刑名之学"。

甚惭。谏议旸初官公遣人逆予，至，时公门人工部元晖陶公在座，议欲大补。再诊脉则脱，绝不可为矣。公虽呻吟，握予手至易箦①时尤不忍相舍。予至今感公之知，公清介绝俗。是日，会康庄马太史昆仲，谈及二公，为之出涕。太史尊人②，旧为同寅③，常称其贤云。

谏议张公讳键，泸州人夫人体素厚，夏月患身热，体多汗，头疼昏运，气喘。医作外感治，其汗愈多，病转沉重。予诊六脉虚浮，重按无力。遂用人参、黄芪、当归、白术、苍术、黄柏、麦门冬、五味子、陈皮、神曲、升麻、炙甘草，服下喘定，汗少，热除。公喜曰：此何方，效速如此？予曰：此中暑证，用清暑益气汤。因汗过多，故去干葛、青皮、泽泻。

辛亥孟夏，予因往山东安丘，赴谏议见素马公之招。侍御潘公讳之详，婺源人夫人病胸膈胀痛，诸医用消食治者，又作胃脘疼治者，又作火治者，皆不效，痛转甚，饮食不进。予回京，犹未下骑，为所邀，至堂皇④即闻呼疼之声不绝。诊脉觉两关沉弦，他部似无大恙。公为言饮食不进者已六日，水药入口即吐、不下者亦三日。予曰：据形证甚重，脉则不然，然非针灸不能速效。公尚不予信，欲用煎药。予将藿香、砂仁、陈皮、贝母、抚芎、香附、益智仁、玄胡索、木香、茯苓温脾开胃之药服下，复吐。次早，一医用干姜、附子作大剂服，亦吐。复逆予，予曰：前服寒凉药，次服温胃药，今又服大热之药，皆

---

① 易箦（zé 则）：更换床席，指人将死。箦，竹编床席。语出《礼记·檀弓上》。

② 尊人：对他人或自己父母的敬称。

③ 同寅：同僚。旧称在一个部门当官的人。

④ 堂皇：广大的殿堂，特指官吏治事的厅堂。

不效，诸技穷矣！然以脉论之，万无大害。第关膈之证，必须针灸乃通。言再四，公夫人首肯，遂取内关穴。初灸时呼痛之声不止，渐灸呼声渐减，至九壮则呻吟声亦不闻矣。次早即愈。

后数月，锦衣周公讳显祚，延津人夫人病如之。次年正月，户部郎中贺公讳烺，丹阳人夫人病亦如之，兼多昏愦，不省人事，不能言语。俱如前法灸之，皆愈。惟贺公夫人危笃时，诸医皆不效，予后至曰：药无益，惟有灸耳。诸医不然者，相率匿笑，贺公独信予。先灸右手，病苏，公喜甚。后二日复令灸左手，病遂如失。

一长班①平日酷嗜烧酒、炙煿、葱、蒜、胡椒、辛热之物，忽生发背，红肿疼痛，号呼声闻四邻。病人身体颇壮实，予为取膝腕委中穴，针入七分，全用泻法，出紫黑血，肿毒立消而愈。针家刺不宜出血，惟肿毒要须出血。当识此也。

又一人患发背，初起时发热，痛甚，至不能支，然畏针灸。予诊脉浮数，用柴胡二钱，苦参、沙参、青木香、连翘、龙胆草、槐花、生地黄各一钱。八味，水二钟，煎一钟热服。微汗，痛减，再服即瘳。病者起谢曰：公前治斯疾，针法之妙，人皆称神。然不若是方平易，得传海内，奚痈毒足患哉？然内无解毒之品，今外科苦参、沙参、青木香，用之者少，愿闻其妙。予曰：肿毒多起于郁怒。郁宜散气，青木香用散气也；怒则伤肝，柴胡、龙胆清肝药也；血热生痈疽，槐花、生地，凉血也；苦参味苦，降其邪热下行；沙参清肺，解肤毛腠理之毒；连翘用去六经之火是也。此方治诸般肿毒初起时，皆有神效，惟成脓则不效矣。

---

① 长班：官员身边随时听使唤的仆人。

翰林孔目①陆公讳希尧，永昌人，体素弱，患怔忡之证，胸膈微似胀痛，饮食少进，肾家痿弱，常服大补及壮阳之药，不效。予诊脉，五部皆弱，惟右关滑数，知其有宿食，脾胃病也。因气体弱，不敢大消，恐伤元气。先用香砂枳术丸以健脾，宿食行矣；后用大造丸去黄柏，加人参、枸杞、锁阳以补肾，久服有验。后转都察院司务，暑月汗出，气喘，眩运，日泻泄，夜遗精，脉虚浮而微。用附子理中汤，倍人参，加黄芪、五味子而愈。公曰：贱恙多汗、气喘、泻泄，用温补诚是也。然遗精本于肾脏，今温胃而愈，何也？予曰：《内经》云：饮食入胃，游溢精气，上输于脾，脾气散精，上归于肺，通调水道，下注膀胱。可见脾胃为一身之主，精气由饮食化生。今公体极虚，脾气又弱，不以此治，其何治焉？公甚称善。

原任山西大参②王公讳成德，临清人病瘫痪，属予亲人汪心菊逆予治。会有他事，未及往。然予侨寓京师，针法罕用，虽近邻皆不及知，不识王公何由闻予名也。后询知王公亲弟讳成勋为凤阳检校③，患臂不仁五六年矣。因解粮来京，寓双塔寺，求予治，曾为刺曲池穴，用先泻后补法，宿疾如失，王公因知予云。

大理赵凝阳老师河间人，予在太学时堂师也。师母因食后感冒，头疼发热，腹痛呕逆。予诊左寸关脉弦，右关滑数。用紫苏、白芷、厚朴、半夏、藿香、大腹皮、陈皮、桔梗、白茯苓、

① 孔目：翰林院低级事务官。

② 大参：对"参政"的敬称。明代在各省布政使下设左右参政，分领各道。

③ 检校：明初中书省与行中书省属官有检校，不久废中书省，而六部、都察院、承宣布政使司、提刑按察使司及各府属官皆有检校。

甘草、山楂，加姜一剂即瘥。

吏部文选郎中周公讳应秋，金坛人体素弱，日服药必加人参五钱，忽患臂痛。予诊左三部虚弱，右脉滑。此血虚兼痰证也。劝权止人参勿用，遂将当归、川芎、陈皮、半夏、茯苓、威灵仙、防风、秦艽、白芷、胆南星、黄芩、甘草，加姜煎服六七剂，痛止。

郁林①二守王公讳宗圣，江都人，吏部范公亲也。时辛亥岁，偕一友来京谒选。友年近六旬，体素弱，五月间患伤寒。至十七日，昏愦不省人事，口中间作呢喃声，或自言心不是我心也，身不是我身也。四肢厥逆，惟心胸热，小便短赤，大便二三日一次，微溏。医咸谓不救。予诊其脉极微，然未有绝脉见。询其人，素多心事，其形证伤寒家所谓传心之候。用人参、麦门冬、甘草、茯神、酸枣仁、当归、生地黄、白芍药、灯心，少加木通、山栀仁、黄连，导小便之赤。服三剂后，渐有起色。遂照此出入加减调养，二十余剂而愈。

太史王公讳毓宗，嘉定州人壬子岁任庶子②时，四月患伤寒危重。医有用药汗过者，又有用下过者，后又有用补者。三法尽施，其危转笃，甚至昏愦，人咸谓不救，视药为无益，绝不令服者五日。公门人侍御修龄杨公邀予往。及门，见家人相向而泣；及堂，闻内人哭失声；至卧榻前，见公仰卧，目不转视，口不言语，微闻喘急声。诊脉浮，取寸尺俱不见，惟两关细数，

---

① 郁林：地名。秦代始置桂林郡，为岭南三郡之一，辖广西一带，治布山县（今贵港市）。

② 庶子：官名。《周礼·夏官》有"诸子"之名，掌管教戒诸侯卿大夫的庶子。明、清有左右庶子，为词臣迁转阶梯，已非太子僚属。

重按至骨，觉六部沉而稍①有力。予谓杨公曰：病重。杨公曰：固知重也，家人已绝望矣。予曰：否。证虽危，使越人望见，尚不走也。杨公因言曰：敝座师②年已望六，未有息子③。兄能治，则自今以往之年，皆兄之赐。予思汗、下、补三法皆用过，其所未用者吐耳。然下后无实热可吐，所吐者惟虚烦。今关脉虽数，有邪热在内，不谵语而安卧，无烦扰之证外见，又似难乎用吐法也。复思先医三法所治不效之由，盖邪热在于胸膈时，汗者津液外泄，膈热未去而反增；下则徒空胃腑，致膈热不除；补则火愈炽。三治法皆未中窍也。遂用黄连、黄芩、山栀仁、天花粉、知母、玄参、连翘、竹叶、灯心，再重加甘草、桔梗为舟楫，载在上焦；又少加枳实，破其膈间之逆气。服后渐觉音出膈宽，逐日照上方加减调养，半月后全愈。

苏州通府阎公讳中理，长垣人，壬子解白粮至京。时公年六十余，新纳宠。孟夏间，感时行虾蟆瘟疫证，身热口渴，遍体紫斑，喉咙肿疼，音声不出，人事昏愦，危极。医咸谓老年新娶，以不足虚证治之。最后逆予，见其卧床上，仅存一息喘呼，诊脉细数有力。时三医在傍，仍以新娶为言，犹欲用补剂。予曰：此感时行热病，且脉数有力，奚可言补？三医辩论良久，幸刑部轩录王公在座，力赞从予言。遂用黄芩、黄连、甘草、桔梗、连翘、玄参、牛蒡子、射干、防风、荆芥、石膏、山栀、天花粉、升麻煎服。次早声音出，叩床谢予曰：吾年六十余，死不足惜，但九十老母在堂，命相倚也。公活我母子两命矣！照前方服三剂后，减石膏、升麻又服五六剂，腮、喉、两手肤

---

① 稍：天启抄本作"少"。
② 座师：科举制度中，主考官称总裁，又称座主或座师。
③ 息子：亲生儿子。

皮揭起换过而愈。人见予治此疾之妙，咸索予传。因著论于下。

论曰：岁在壬子，京师虾蟆瘟疫流行，死者甚多，予所治则人人生也。客意予有心得，相率过询，因次问答之语传之。客问予曰：虾蟆瘟证从何起乎？曰：此风热上炎，少阳、三焦相火主也。曰：何以治？曰：驱风热。曰：何所禁忌？曰：不宜补，不宜汗，不宜下。客曰：虾蟆既名瘟，瘟则为虚非实也。且仲景云：冬不藏精，春必病瘟。又云：瘟取温热之义，疫取劳役之义。此疾多感于房劳辛苦之人。以此言之，其为虚也益明矣。今云不宜补，何也？予曰：此在温病言也，温有因时传变之异，从内出者也，故治有补、有下之不同。今虾蟆瘟单在少阳三焦一经，合时行风热出而为病。其始出也，内喉既肿，外胫腮亦肿，形似泡而不起。其愈也，肤皮干起而揭去。方其肿盛之时，塞人饮食，闭人声音。音声不出，如虾蟆之声；腮头肿大，如虾蟆之形。皆如肿毒之状。肿毒盛时，岂可补哉？今岁京师不知因补而坏者，几千百人矣！客曰：既云如肿毒状①，发汗则腠理通而邪热解，又云不宜汗何也？予曰：大凡肿毒渐次成形，其于②初起之时，未成形之先，犹有发散之治。今虾蟆瘟一起即遍身斑斓，斑疹家不宜发汗；形似疮疡，疮疡家不宜③发汗；喉即肿疼，喉疼家不宜发汗。三者皆不宜发汗，今岂可发汗乎？客又曰：热甚火炽之证，下则毒消热解。今云不宜下，何也？予曰：此少阳三焦之火，非实火也，乃无根雷龙之火耳。上实下虚之证，下则徒空其脏腑，下愈虚而上愈盛，非若伤寒入脏为实之可下也。客喜曰：适聆三禁之妙论，皆前

---

① 如肿毒状：天启抄本作"肿毒之状"。

② 于：天启抄本作"如"。

③ 宜：天启抄本作"可"。

贤所未发，使瞽者①得目五采②之章，聋者得闻《九韶》③ 之乐也。治之之方，幸勿终秘。予曰：噫嘻！老子云：得其一。天地毕一者，理也。此亦一理而已矣。治此证无他，惟用轻扬清上之药，退其上焦无根之火耳。如防风、荆芥、升麻、黄芩、山栀、玄参、牛蒡子、桔梗、甘草、连翘，喉疼加射干，口渴石膏、天花粉，清血热生地黄、牡丹皮、赤芍药，热甚者犀角，胸胀者枳壳。如此治法，未有不效者也。客再拜谢曰：谨受教。敬以告诸同志。

孝廉桂公讳应蟾，石埭④人，丙辰场后寓琉璃厂玄帝庙，患病。予视其面色红紫，睡卧不宁，言语失次。公素闻予名，一见即以性命相托。诊脉左寸紧未退，两关弦数，头疼身热，口干等证，用防风、羌活、柴胡、干葛、川芎、白芷、黄芩、天花粉、甘草，加姜、葱煎服。次早又逆予，公曰：服药后体虽少安，仗公终始之德，愿得一日两赐顾。予以敝寓稍远，且无暇日，不能再过。公言之再四，且曰：非公数过，恐终不起矣。予不获已⑤，因逆之敝寓调治，脉渐变弦，寒热往来，传少阳证。再用去人参小柴胡汤，加知母、天花粉、泽泻，遂变疟，逾日一发。五发后，用药截之，再用清解剂渐易补血药，加人参调养，留寓一月而愈。

兵部郎中元履蔡公同安人仆妇，身热畏寒，作呕，腹痛。医认外感治，反坐卧不安。予诊气口脉大，人迎脉小，此内伤证

---

① 瞽（gǔ 鼓）者：盲人。

② 五采：也作"五彩"，即青黄赤白黑五色。

③ 九韶：古代音乐名，周朝雅乐之一，简称《韶》。

④ 石埭（dài 代）：地名。南朝梁所置县，属南豫州宣城郡，治安徽石台。

⑤ 不获已：不得已。

也。且呕逆腹痛，又内伤之候耳。用平胃散加半夏、枳实、山楂、神曲，服一剂，立瘥。

户部郎中陈公讳向廷，东莞人，甲寅岁在京师。夏月，公子患痘，逆予治。诸逆证悉见，辞，未用药，后竟夭。公忧之，致胸膈不宽，饮食减少，医用健脾药不效。予诊脉多沉郁，用橘红、贝母、茯苓、抚芎、香附、苏梗、炒山栀仁、神曲、苍术、甘草，二十余剂而愈。

孝廉封公讳锡类，昆明人，癸丑场①后得淋浊之证。诊六脉微弱，尺细数，此肾中少有伏火耳。淋浊证皆用通利清火之药，不宜补也。此证属虚，非常淋浊者比，惟滋阴为主，少清其火。遂用当归、白芍、知母、黄柏、茯苓、泽泻、麦门冬、山栀仁、川萆薢、牛膝、灯心，十余剂而愈。

裕州②守陈元邰老师铜仁人，予太学堂师。丙辰夏月，如夫人患心腹疼痛、作呕、不饮食、发热等证。诊六脉俱沉而伏，此寒证也。或以身热为言，且暑月难用温胃之药。予曰：身热者，非实热也，乃疼痛不安所致耳。医家以脉为主，岂可以夏月为嫌？遂用陈皮、半夏、砂仁、官桂、干姜、藿香、厚朴、香附、茯苓、甘草煎服，二剂而愈。

刑部主政陈公讳原道，马平人公子，庚戌岁患伤寒，发热畏寒、头疼目痛、鼻干口渴。诊左寸脉紧、关弦长，右关洪数，此太阳传阳明证也。用柴葛解肌汤而愈。公子讳—龙乙卯科中广西经魁③。

---

① 场：天启抄本作"伤"。
② 裕州：地名。元、明、清时属南阳府。
③ 经魁：明清时期科举有以五经取士之法，每经各取一名为首，名为经魁。

苏公讳懋祉，晋江人癸丑年补任来京，呕血羸瘦，步履艰难，饮食少进，潮热便溏。诊脉濡弱，心脉更甚。予曰：思虑过多，虚之极也，诸证备矣。所喜者肺脉清而无火，他部不细数耳。病非专恃药饵能效，要在节劳静摄、饮食起居得宜也。公病盖起于前任令宁陵①时，甚契予言。用当归、白芍药、桔梗、麦门冬、贝母、牡丹皮、陈皮、茯苓、枸杞、牛膝、甘草出入加减，作煎剂。间用参苓白术散以实脾土，调养四十余日，身体渐安。公德②予甚，寻补歙③令。予叹曰：苏父母④新病之余，吾邑非可卧治，殆哉！后抵任半载，疾作而殁。

壬子十月，侍御泰符潘公遣人逆予，至门则从人已燃烛，将导公往御史台验封⑤矣。谓予曰：适小婢忽患腰腹疼痛，云食冷物受风寒所致。诊六脉沉⑥而散，且两尺脉更微细，三五来一歇止，予曰：不可为矣。公曰：此婢性痴体厚，初无病，今言语问答如故，岂有忽感之疾即至此极耶？予曰：医家论脉。今绝脉已见，何治为？辞归。会太史康庄马公新野人以岳母病遣人邀于途，至视其病，似中风之状，人事不醒，但闻鼾呼声，左右惊惶。诊之两寸脉弦，右关洪滑。予曰：无妨。此证似中，非真中也，乃火炎痰上，兼脉弦有风，治宜疏风豁痰清火为主。药宜二陈汤加南星、黄芩、防风、羌活、白芷、天麻、姜蚕⑦、

---

① 宁陵：地名。在今河南省东南部。
② 德：感激。
③ 歙（shè 社）：地名，在今安徽省。
④ 父母：即父母官。是旧时对州、县地方官的称呼。
⑤ 验封：官署名。验封清吏司是明清时期吏部下设的机构。掌管文职官员之封爵、议恤、褒赠、土官世职及任用吏员等事。
⑥ 沉：天启抄本此下有"细"字。
⑦ 姜蚕：僵蚕。

川芎、枳实、竹沥、姜汁，而北地苦无竹沥，遂以上药剔牙灌入。诘晨，复逆予，则知夜半苏矣。后用清痰降火药，调养而愈。而潘之婢即死于是夜。噫！医全在脉，脉生则生，脉死则死。一时之间，将死者复生，而无病者竟死。脉可不精究乎哉①！

户部员外李公讳乃兰，招远②人丁巳春吐血，医用寒凉药，饮食顿减。又有庸医教用生漆者，病转剧。诊脉右寸数，右关弱，予曰：仆素患此恙，宜保脾土为主，清肺次之。用陈皮、白芍、茯苓、扁豆、山药、麦③门冬、桔梗、贝母、甘草、酒炒当归身，服二十剂而④愈。

谏议姜公讳性，巴陵人素患痰证，甚奇。每发时，即粒⑤米匙羹不能进，重则四五旬，轻则二三旬，六脉多沉滑。往虽用消痰通膈之药，然不甚效。戊午春，予过岳阳，适遇公病发，胸膈胀闷，间作水声。用二陈汤去甘草，加南星、枳实、黄芩、萝卜子、香附，再加槟榔、厚朴、白芥子、苍术，亦未效，饮食亦不进。至十二日，肾囊与脚俱肿，渐上至腰，大便秘结，脉则间有歇至，他医谓不宜。予曰：公脉所喜者，两尺沉实有力。痰证歇至，非所忌也。欲得一透关通秘之药，未获。因思此属膏肓之痰，非缓药能瘳。古云：驶剂攻疾，有病则病受之，真气何伤？用甘遂直达行水之药为君，佐以木香、麝香通窍以顺气。公病时，即末药胃亦不能纳。将上三味共约五分，浸酒

---

① 乎哉：天启抄本作"者乎"。
② 招远：地名。位于山东半岛西北部。
③ 白……麦：此9字漫漶，据天启抄本补。
④ 酒……而：此10字漫漶，据天启抄本补。
⑤ 证……粒：此8字漫漶，据天启抄本补。

徐服，随觉胸膈有响声。次日，增至八分，遂下弹子粪一碗许，并水数碗，而膈通。人咸谓虚极。有用人参五分入调脾养①血药者，服五六剂反觉胀闷，大便复闭。予曰：此②痰初行时，不宜即补，又非调脾养血所宜。脾药③多塞，血药多湿故也。当以开胃气为主，候胃气④开，能进饮食方可议补。先用猪胆汁入醋数匙，导通大便；再用陈皮、半夏、茯苓、香附、砂仁、白豆蔻、木香开胃；再加丁香、干姜，饮食渐进；再后用人参、附子、肉桂、茯苓、砂仁、牛膝、陈皮、泽泻、车前子。人参初用一钱，后用一钱五分。服二三十剂，足冷及肾囊下部浮肿俱消而愈。或问曰：人用参五分不安，公重用反安，其故何也？予曰：此佐使之不明耳。予用人参虽多，乃痰行胃开之后，且无滞膈壅塞之药，兼有桂、附禀雄健之资，以壮其气。夫气旺则痰行，痰行则膈通，用牛膝引人参下行，导火归原，命门相火不衰，则脾土自旺。下部根本既培，则浮肿自消。非若补脾多塞、补血多湿者比，又何壅塞之足患哉？

姜仲清太学，谏议公子患手足疼痛，骨节红肿⑤，亘⑥昼夜不已。诊左弦右濡，此湿证也。用羌活、防⑦风、独活、防己、川芎、枳实、木通、木瓜、牛膝、川萆薢⑧、威灵仙、苍术，服五七剂而愈⑨。

---

① 用……养：此 9 字漫漶，据天启抄本补。
② 觉……此：此 10 字漫漶，据天启抄本补。
③ 又……药：此 10 字漫漶，据天启抄本补。
④ 以……气：此 9 字漫漶，据天启抄本补。
⑤ 红肿：此 2 字漫漶，据天启抄本补。
⑥ 亘：穷尽。
⑦ 濡……防：此 9 字漫漶，据天启抄本补。
⑧ 实……薢：此 10 字漫漶，据天启抄本补。
⑨ 剂而愈：此 3 字漫漶，据天启抄本补。

周太宇，谏议公亲也。甲寅岁迫除①，患头疼体热②，作呕膈胀，医俱作外感伤寒治，病转剧。后逆予，诊脉两寸弦而不紧，两关滑大。予曰：此痰证也。四证似伤寒之候，用陈皮、南星、半夏、枳实、瓜蒌仁、茯苓、黄芩、苏子、前胡、萝卜子、甘草，加姜煎。如此数剂而愈。

王掾③讳光祚，未冠患头疼，恶寒发热，咸谓外感。予诊脉浮而微，用人参、柴胡、黄芪、防风、川芎、白术、当归、陈皮、升麻、甘草，加姜、葱煎服，微汗而愈。人有疑其外有表证且幼年，何以即用补？予曰：病在人感之虚实，不在年之长幼也。

辛亥岁，宜兴④李氏昆仲三人解白粮来京，皆患时气伤寒。少者先卒，长病甚而次稍轻，为广德⑤李侍御涵初公族人。侍御公逆予治，长公身体疼痛，有汗，口干渴，仰卧，不省人事，间作呢喃之声，诊脉微而弱。用人参解毒汤倍参，再加麦门⑥冬、黄芩、石膏，众谓人参不宜用，予曰：此温疫证⑦耳，多感于房劳辛苦之人。且体虚脉弱，欲解其⑧邪热，非人参补其中气，必不能散邪解外也。投⑨药二剂，令日服一。再越日，

---

① 迫除：农历三月底。除，农历四月。《尔雅·释天》："四月为余。"《毛诗·小雅·小明》："昔我往矣，日月方除。"东汉郑玄笺云："四月为除。"

② 迫……热：此77字漫漶，据天启抄本补。

③ 掾：原为佐助的意思，后为副官佐或官署属员的通称。

④ 宜兴：地名。古称荆邑、荆溪、阳羡，在今江苏南部。

⑤ 广德：地名。在今安徽东部。

⑥ 解……门：此9字漫漶，据天启抄本补。

⑦ 参……证：此10字漫漶，据天启抄本补。

⑧ 之……其：此10字漫漶，据天启抄本补。

⑨ 必……投：此9字漫漶，据天启抄本补。

热渐退，省人事，脉少加矣，照前复投二剂。病人惑于众言，私拣去人参，服后复昏愦。予见证脉俱变，思之不得其由，询乃知其去人参也。因重加参，调养而愈。次公脉弦长，外证寒热往来，目痛鼻干，口渴，乃阳明兼少阳证，用柴葛解肌汤，先长公愈。

侍御徐公讳应登，余姚人体貌修长，白皙，两颊微红，上焦多火，时或有汗，诸医作清火治。予诊脉微细而弱，曰：此虚火耳。清之则愈炎，惟补方可除也。用当归、熟地黄、白芍药、山茱萸、人参、枸杞、陈皮、茯苓、麦门冬、甘草，服之火渐退，后照此方作丸，服而愈。

工部郎中檀燕徐公上虞人，其亲人患伤寒八九日，内热口渴，发斑，言语失次，小便少皆红色①，体多汗，不大便者六七日，腹按之坚硬。诊其脉②沉而数，此里实证，法宜下也。众有难色，予用③黄连解毒汤合天水散，私加大黄而愈④。

大理卿桂渚洪公同邑人在京时，其亲人休邑程⑤姓者，患伤寒三四日，头疼作呕，胁痛，寒热往来，昼夜不宁，脉弦而数。予曰：此少阳证，法宜和解。用柴胡为君，佐以半夏、黄芩、甘草，加姜、枣煎服，立瘥。公曰：医之妙若此。常慕仲景用药寡而功多，于君再见也。

刑部主政田公讳大年，江陵人体貌魁梧，患痰喘，夜坐不能就寝。诊脉洪滑而数，予用二陈汤合三子养亲汤，加黄芩，一

---

① 皆红色：天启抄本无此3字。
② 曰……脉：此9字漫漶，据天启抄本补。
③ 宜……用：此9字漫漶，据天启抄本补。
④ 私……愈：此6字漫漶，据天启抄本补。
⑤ 在……程：此9字漫漶，据天启抄本补。

服即安睡而愈。公极厚予。常时服药，参、术皆不能用。后二年，转仪部郎，脉忽虚弱，人参一剂用五七钱或至一二两。予惊异，然知事不可为，因劝公归。后一年而殁。

田公如夫人患伤寒八九日，头疼项强，恶寒发热，口渴腹胀，大便不通，脉弦数而实。用九味羌活汤加大黄二钱，服后大便通，热退，身凉。此釜底抽薪之意。

东平二守太素侄，乙卯冬由粤西布政司经历①入觐②，两手臂疼不能举，两脚痛不能行。医作虚治，用③人参、附子大剂补之，病转增，大便秘结。复谓血虚，益用补剂。予诊脉两寸弦数，两关滑数，重按皆有力，此风痰兼湿热证也。因过补之误，必须先下以通其秘结。遂用防风、羌活、陈皮、枳实、木通、槟榔、牛膝、大黄，三下之，觉快利。再用陈皮、半夏、胆星、茯苓、木瓜、木通、牛膝、苍术、枳壳、槟榔、川萆薢、威灵仙，十余剂而愈。后升东平州，闻到任之后，脚生血疯疮，此犹过补之为害也。

宣府二守孙公讳可僎，崇阳人，身体忽热，吐紫黑血。诊左寸脉芤而数，肝脉弦数，两尺脉皆大，右寸关脉皆宁静。公忧甚。予曰：吐血家忌右寸脉病，公今反宁，无害也。然公之所致病者，宣大为塞垣极冲，抚赏北虏实费心多事之司，而公忧国奉公，庶事咸理，则劳神之过也。用当归身、白芍药、贝母、茯神、酸枣仁、丹参、丹皮、麦冬、陈皮、生④甘草。有火之

---

① 卯……历：此 10 字漫漶，据天启抄本补。
② 觐：朝见天子或朝拜圣地
③ 痛……用：此 9 字漫漶，据天启抄本补。
④ 丹……生：此 7 字漫漶，据天启抄本补。

时，间加炒山栀仁。痰少，去贝母，加①生地黄。如此服二三十剂而愈。

愚庵上人，慈慧寺禅师。讲《华严经》②三年，座下常③数千人，执疑问难，殆无虚日。辛亥岁，遍身并脚④疼痛，昏愦。医有作痰治者，又作湿治者，痛转剧。谏议长公梅公逆予治，诊六部皆濡而无力，左寸关脉更弱甚。此血虚所致，劳心之过也。或曰：劳心者，宜服天王补心丹。昔邓天王亦以此悯志公者，方可服欤？予曰：否。志公独心血虚耳，上人遍身疼痛，虽养周身之血，乃可荣百骸。遂用当归、生地黄、白芍药、酸枣仁、麦门冬、茯神、枸杞、山茱萸、牛膝、杜仲、川草薢、甘草煎服即安。嗣后病复时，服之皆效。至丁巳岁，上人左脚指疼起，上至膝、腿、小腹，疼痛不堪，呻吟不止。予教用白明矾二三斤煎水，候稍温时浸患足，水冷则易。如此半日，其痛渐收下而愈。上人问予曰：此病何证？方何神也？予曰：脾经之毒上冲，至心者不治。白矾解毒，浸足收以往下耳。上人又曰：公何⑤见解若此？予曰：出《金匮要略》，名曰矾石汤⑥。

---

① 炒……加：此 10 字漫漶，据天启抄本补。

② 华严经：全名《大方广佛华严经》，是大乘佛教修学最重要的经典之一。

③ 讲……常：此 9 字漫漶，据天启抄本补。

④ 脚：此字漫漶，据天启抄本补。

⑤ 往……何：此 9 字漫漶，据天启抄本补。

⑥ 匮……汤：此 8 字漫漶，据天启抄本补。

医按卷四

　　吴江令魏公讳士前，景陵人，旧令芜湖，予邻父母也。庚戌释褐，与予还往。丙辰岁，以留部在京，患伤寒，即命家人属予治，且叮咛必毋杂他医掣肘。病虽沉重，予义不能辞。诊脉皆洪数，身热、烦渴、谵语，无所不至。日用柴胡、干葛、黄连、黄芩、连翘、桔梗、知母、天花粉、竹叶、石膏之剂。予每至，公必握手，药服完方释。病中云予在座则神气清爽，服药即效。公之推诚见委①，信乎医药有缘。后调养半月而愈。

　　大中丞梁公讳见孟，安肃人，在银台时患病，头疼、发热、体痛。诊脉不弦紧，在左寸关微有芤状。予曰：此证外感甚轻，乃劳心内伤所致。公未信，惟欲解表，遂少用清解之剂。次日，吐血数口，再逆予。予曰：昨详言之矣！遂用当归、白芍、牡丹皮、黄芩、麦门冬、桔梗、贝母、知母、炒山栀，服二剂，血渐止，但头疼发热未除。次用四物汤，用生地黄加柴胡一服即瘥，再服调养药而安。公问四物汤加柴胡立方之义，予曰：公体本虚，微兼表证，故用四物汤补其虚，柴胡解其表。此花溪老人治产后体虚感冒之法。产后恐白芍酸寒，伐发生之气，故去而不用。今公血本虚，且酸以收敛耗散之血，故加也。

　　梁公表侄，河南王都阃公子也。年十岁，身体黄瘦。医以五疳之药治，遂至饮食减少，病增剧。予诊其脉，脾弱。此脾虚伤食所得。原病不重，治之太②过耳。用白术为君，再加陈

----

① 推诚见委：以诚心相待，以重任委托。
② 太：原作"大"，据天启抄本改。

皮、甘草、茯苓为佐，少入厚朴、枳实、山楂、神曲、麦芽、砂仁之药，调养而愈。

太守戴公讳新，南陵人任宁波，壬子冬入觐，患痰嗽。今侍御兆豫江公时为鄞令，因之逆予。诊六脉豁大无力，用四物汤，熟地黄倍加为君，再佐以天麦门冬、陈皮、茯苓、生甘草等药，服十余剂，痰少而嗽止。公问：治痰嗽，必用半夏、贝母，咸谓地黄滞膈不宜，今用之反效。何也？予曰：公体瘦弱，且脉豁大无力，气血俱虚证也。痰嗽不宜补气血，虚者不生血而生痰，血愈虚而痰愈盛，用地黄以补血。古云二陈汤治痰之标、六味地黄丸治痰之本，即此意。

吴圣初太学同邑溪南人，丙辰四月患身热头疼，上焦多火，饮食减少，常发眩运。太学才高学博，事繁心劳，医者遂以劳伤不足虚证治之。诊左寸微紧，关尺脉实而数。此外感微邪，挟少阳相火为病，法宜清之。用柴胡、白芍药、山栀仁、生甘草、黄芩、黄连、川芎、茯苓、黄柏，服之即愈。

太学尊阃患头疼发热，耳聋胸胀，饮食不进。诊脉濡弱，用人参补剂而安。太学问曰：吾病，人言虚，公治之以实。拙荆病火，公治之以虚。其理何也？予曰：医家论脉，脉实则实，脉虚则虚。徒信人言，反生疑惑。

礼部郎中冯公讳曾楷，金坛人太公①，癸丑夏来京，途次受热成痢。时太公年已七十矣，医用药痢止。恐其体虚，立方日用参、术补药后，到京腹胀不宽，饮食少进，小便短涩。诊脉沉而数，乃积滞未行，过补所致。用陈皮、厚朴、枳壳、白芍药、黄连、赤茯苓、甘草、泽泻，一剂即愈。太公，厚德长者，时

---

① 太公：古代对长辈的尊称。

时为予延誉"一剂起疴"云。

吴泰阳孺人同邑石岭人，因产多大便下血不止，医投以涩剂，致便秘不通已。复用巴豆丸，遂至虚弱，饮食不进、两颊微红、口舌生疮，腰以下其冷如水。时寓武陵，四月中旬犹日拥炉火。诸医投以养血、滋阴、清肺之药，胸膈愈益否塞①不通。予时在鄂渚②，孺人长子竹墟君逆予往治。诊脉两寸关虚浮细数无伦，两尺沉按皆无力。予曰：此极虚之证。两颊虽红，口舌生疮，阴气不能上润。腰足水冷，阳气不能下行。如《易》所谓上下不交之为否，以致孤阳发越。宜用桂、附引阳下行，直至至阴之地，再重用升提药以提其清气，庶可取效。主人惑诸医谓上焦有火，桂、附、升麻皆非所宜，予因辞行。诸子长跽③，请曰：辱公高谊不远千里，今母在垂危，即老父未相信，吾辈俱仗公有吾母也，宁忍恝然④去耶？予为勉留积三十七日，病益深，绝粒不进，甚至水饮一口仅入膈，二口则仅下喉，三口则吞咽不能矣。丧具毕备，待尽旦夕。诸医悉避匿，主人始讯予何若？予曰：君早信予言，不至此。然能照予前议，则生机乃有望也。遂用补中益气汤，倍用人参至五钱，黄芪三钱，升麻一钱，再加附子三钱，官桂二钱，干姜一钱五分，服下觉胸膈开而有响声，始知有微热至腹。如此服十余剂，渐进饮食。桂、附减半，又服二十剂，忽生牙疳，众又归咎于桂、附。予曰：一用清凉药则前功尽废，因制吹药，用小红枣去核，烧灰存性与冰片各等分吹之，牙疳立效。仍用前补中益气汤，人参二

---

① 否塞：闭塞不通。
② 鄂渚：隋置鄂州，即因渚得名。世称鄂州为鄂渚。
③ 跽（jì计）：跪。
④ 恝（jiá颊）然：漠不关心，无动于衷。

钱，黄芪一钱五分，升麻五分，附子一钱，官桂五分。又服三十余剂，全愈。客问牙疳何以用冰片、红枣。予曰：冰片能愈疮而长肌，但虑口中不能久停，枣粘牙，故用之同耳。后用此方治牙疳，甚效。

竹墟君有仆，因冒雨，遍体疼痛浮肿，泄泻，脓窠疮生亦遍体。诊脉左寸微弦，右关濡弱，乃脾虚兼风湿证。用好白术一两，无灰好酒煎服，覆被出汗，即愈。

家伯讳应京原任武岗二守，多材①，豪气自负，留心岐轩，自谓时医莫及。予初业医时，坐次偶与谈及。伯曰：汝诊吾脉何若？予诊之脉芤，当失血，然伯素无此证。伯笑曰：吾体如此，岂失血者耶？次日，伯果咳血数口，犹以为偶中也。其第六子，名有勋，字尧夫。予弟行习举子业，体禀素弱，病气喘、五心烦热，又忽然遍身皆热，夜常梦遗，泄泻，周身多汗，六脉虚弱。予劝用参、术，不听。投以清热养血之剂，不效。遍谒诸名家，用药皆如前。又有加知母、黄柏者，其泻更甚，病困矣！最后一老名医曰：此虚证也，候热退，即当用补。伯乃谓予曰：老医之见与侄吻合，但云热退始可补耳。予以伯气豪，可以理直对。曰：若候热退乎，须盖棺。热②始退，不然。虚则愈热，何退之有？伯闻予言，拍案连声曰：高见。侄往诊吾脉而中，吾虽不言，业已心折。今言大是有理，吾儿生死，一听之老侄，他医勿复言矣。予用人参、白术、陈皮、茯苓、甘草、山药、白扁豆、莲子等药以调脾，佐以桔梗、贝母、麦门冬以定喘，间以酒炒白芍药、姜制地黄以补血，泻徐减而热渐

---

① 材：才能，才干。
② 热：原无，据天启抄本补。

退，再用大造丸三四料调养而愈。舍弟聪慧，时时就予论医。艺文之暇，专志岐黄，今医术大鸣里中①。

兵部郎中方公讳道通，同邑人，令江夏时患病，遣人之武陵逆予。来人言公病惊悸心跳，夜眠不安。及至署②，诊脉两关洪滑。予曰：痰证也。公曰：惊悸心跳不得眠者，为心血虚。医亦有云痰者，今加贝母于养血安神汤中，服之罔效。予曰：不得眠为血虚，在常人则然。公痰证过重，用贝母治之，何异杯水救车薪之火？遂用半夏五钱，枳实、竹茹各一钱，橘红一钱五分，生甘草七分，姜七大片，服之即安。再剂半夏减作三钱，药三投，疾全愈。公问曰：不眠者忌用半夏，今反以为君，加至五钱，与古人治法得毋背驰乎？曰：此温胆汤耳。古人用以治有痰惊悸也。公体厚，素多痰，且两关脉甚滑，非重剂何以能瘳？故半夏四倍于他药。

潼川二守程公讳邦奇，休邑人，寄籍汉阳，时谒选天官，其尊堂③病痰喘不休，昼夜但坐而不能寝，上身多汗，下多失气，其甥汪心一邀予。诊两手脉皆虚浮。予曰：虚证也，当用补剂。汪曰：外王母素禀体实，非直④人参，即白术亦不能用。予笑而不言，遂用当归、白芍药、麦门冬、陈皮、贝母、五味子、炙甘草，私投人参二钱。服之喘定，即能伏枕。次日，脉病俱减，令下人参，汪仍前言。予曰：昨已私用之矣。再照前服五剂而愈。

汪令堂，即程女也。体多汗而畏寒，即三伏时衣必数重，头必包裹，稍遇风即患感冒，如此者数年。予诊两手俱浮而微，

---

① 里中：乡里。
② 署：办理公务的机关。
③ 尊堂：对他人母亲的尊称。
④ 直：特，单单。

此表虚之症，法宜实表，用黄芪建中汤。此汤非夏月所宜，因与他药清解。至秋凉，连投前汤十余剂。次年，宿疾皆除。

朱晋卿文学汉阳人，年二十四五岁，性善饮。夏月，内事后庭中露宿，致手足拘挛，不能坐卧转侧，惟蹲暖床，周遭用物倚靠，脚用高足凳支踹①，腰间仍用缠缚，遍体疼痛，昼夜号呼。属予友人吴以宁、吴子美求治。诊脉左寸浮紧，两关弦滑，两尺濡弱，此风寒湿合而成痹也。药用防风、羌活、秦艽、川萆薢、木通、防己、苍术、黄柏、陈皮、半夏、威灵仙、木瓜、牛膝、茯苓、川芎、枳壳、甘草，姜三片煎服。如此用数剂，病少减而痛未止。又将前方去黄柏，加制过附子二②分。服五剂痛止，经络转舒。仍照前，去附子，加黄柏，服三十余剂而愈。或问附子如何与半夏同用？予曰：酒人多痰，且拘挛又属痰证，非半夏必不可除。久痛，非附子又不能行经络，制过者二三分亦无大害也。后照此方治痛风脚疾③数人皆效，然此病非少年则不治矣！

郑荆石，予伯祖④方伯公淑人⑤亲侄也。业盐策⑥，居汉口，年六十余。有子八岁，十一月出痘，遍体稠密，大便泻，日四五下，见点三日。予从荆南回，途遇徐事野邀予曰：郑君望公如望岁！及门，郑君出，踧而请曰：吾子命在须臾，幸为垂救。予视其稠密过甚，饮食少进，大便泄泻，而视人若有怒状，热气蒸蒸。诸医皆谓痘不宜泻，有投诃子者，药已熟而未进。细

---

① 支踹：支撑踩踏。

② 二：天启抄本作"三"。

③ 疾：原缺，据天启抄本补。

④ 伯祖：父亲的伯父。

⑤ 淑人：古代三品官员夫人的封号。

⑥ 盐策：盐务。

询，知因延宾不使与席，与面食，食之过多，乃伤食泻耳。且证多热，又在三日之内，如投诃子性涩之药，痘必不能起。胀，与刃杀何异哉？用升发清凉解毒之剂至六七日，遍体皆塌去，众以为必不治。予意谓：照常治，六七日贯脓时宜补，为正理。今俱塌去，何处贯浆？似无生机。然视其颜色，热气蒸蒸，浆为热烁，而额上稍可，声音清亮，犹能自①呼程相公救我。时值大雪，令房中去帷幕，置之地上。用酒炒黄连三四钱，入解毒汤中服，少安。所塌之疤下面徐徐高起成痂，日服黄连之药不缺。至四十日外，发项头髻与痘痂同落，泻亦至此方止。

佘成庵二令孙患头疮，其黄水流下即沿生，渐至眉耳。一竟夭，一甚危困。予令将黄连末五钱，真轻粉末三钱，用麻油调糊瓦器上，务要稀稠得所。将瓦器反覆，下烧艾叶，缓缓熏之，使遍②老黄色，其色亦不宜太黑，放地上，出火毒。次日，再加研冰片末二分，加油调搽，三日全愈。此方治诸人皆效。

汉口旭盐店一役，年近六旬，患感寒。发汗过多，外感虽退，遂致发饩③逆不止。诊脉，表虚所致。用人参二钱，竹茹一钱五分，橘红一钱，甘草八分，煎服即止，二剂全愈。

又治一人，因下痢服寒凉药过多，大发饩逆，邻屋皆闻。予为灸期门穴，三壮愈。其穴，乳下黑白肉际，按之跳动是穴，男左女右。

予在楚省时，杨春元患杨梅漏，鼻梁红肿将溃。予得一异方，配药与服即效。其方，每日用大粉甘草节、小乌药各五钱，

---

① 自：原作"日"，据天启抄本改。

② 遍：天启抄本作"变"。

③ 饩（xì 细）：谷物，食物。《国语·周语》："廪人献饩。"韦昭注曰："生曰饩，禾米也。"

同土茯苓四两，水三碗煎至一碗二三分，上午服。再用土茯苓四两，同猪脊肉四两或半斤瓦器煮烂，连汤同午饭食。将前药渣用水二碗煎一碗，下午服。忌食盐，并①一切咸味俱不宜入口，猪肉亦淡煮。如此服药、食肉、淡食六七十日，候漏毒结痂落全愈后，方可用盐，并忌酒、醋、茶、羊、鹅、鸡、鱼、猪首、肠脏、蹄肚、葱、蒜、芫荽、豆腐一切发物。人问不宜食盐之故。盖毒恶之疮，其内毒脓必使化解，一食咸则脓结不化矣，如诸血入盐即凝故也。此方随治皆效，惟重而穿孔多者更效。何以故？病重者则重性命，其②于禁忌更加惧耳。此方传自兴言家兄者。

予昔在巢县时，因往囊皋，道经下阁铺中火③。其店主人请曰：吾女年十六，未适人，不能步履，今二年矣。有作痿痹治者，及百药罔效。诊其六脉多滑，两尺更甚。视其颈项，有痰核疮疤。问其所以，曰：此女多灾。二年前患痰核时，有一云水④投以末药，不数日愈，而是病生矣！视其人物肥壮，询其足未痿痹。细思之，痰证也。痰核亦痰耳，投以劫剂，上病虽愈，赶痰归下，以致不能步履也。重用南星、半夏为君，以防己、木通、牛膝、木瓜、苍术、陈皮、茯苓、槟榔、枳实，加姜。如此服一二十剂而愈。

芜湖周兄年十六，患伤寒至五六日。予诊两寸并左关脉弦，右关洪滑。胸胀高起疼痛，按之坚硬，其痛更甚。外证往来寒

---

① 并：原作"羿"，据天启抄本改。
② 其：天启抄本作"在"。
③ 火：同"伙"，伙食。此指吃饭。
④ 云水：僧人或道士。唐代项斯《日东病僧》："云水绝归路，来时风送船。"

热，用小柴胡汤，去人参，加黄连、瓜蒌仁、姜，煎服即愈。或问：此何证何方，而速效如此？予曰：胸膈高胀痛者，结胸证也。寒热往来，少阳之候。小柴胡、小陷胸汤合用，二方皆有半夏，故半夏倍于他药。

梅冲宇生而精悍善饮，一日不饮则不快。暑月下痢，纯紫血，日十数行，如此半月。医用补剂，又劝戒饮，痢虽日渐减至三四行，更觉后重不安，身体羸瘦。诊脉弦数有力，用小承气汤加桃仁、红花、当归尾、甘草、牡丹皮。是夜，血下反多，至六七行，同舍人皆惊。梅曰：血下虽多，体觉爽快。次日，诊脉不数，惟两尺有火，再令黄柏一味研末水调，服之而愈。

仲容家弟，在荆州患血痢一月余。因有室，医皆以为虚，用补剂。归时，血日二三行，兼后重，饮食减少。予亦用当归尾、桃仁、红花、枳壳、黄芩、槟榔、厚朴、大黄下之，后用三味芩芍汤十余剂而愈。

宗敏家姊，年六旬外，体素肥厚。庚申①夏秋间患痰咳，致身体羸瘦，夜睡不安。医谓年高体弱，用滋补药，不效。予诊右脉滑大不和，连来间一歇，似雀啄。此在虚损，为不治证。然左脉和，昔肥今瘦者，痰也，非治痰不可。用陈皮、半夏、胆南星、白茯苓、白芥子、甘草、香附、贝母、苏梗、枳壳，加姜煎服二剂，痰嗽减，惟脚作酸痛。再加威灵仙、牛膝，又服二剂，脚痛止。

予初习医时，有祚家嫂病伤寒七八日，畏寒，头疼，膈胀，多呕，口渴，脉弦数，不得眠，米粒不能进，忽吐蛔虫数条。一老医谓吐蛔为寒证，欲投附子理中之药。予曰：吐蛔虽属寒，

---

① 庚申：明万历四十八年，即 1620 年。

然他证俱热，岂因一吐蛔之故，即以为寒证哉？老医闻予言，虽不用附子，他药悉皆开胃辛热之药。合室之人重老医名，必欲用之。惟家兄匿之，不予服，仍属予治。遂用凉膈散，去硝、黄，重加半夏、枳壳以探吐。吐痰数升即寝，次日全愈。

家叔祖讳守初初为太学生，家素封，体气有余，参、术分毫不能用。后因业中微，两手脉时一歇至，或八九至一歇，或二三十至一歇。再后，选任平阳，即不歇至矣。比还家，歇至如初。年七十余，忽患胸胀填满之病，因其素性不喜补，他医概以消导药治之，胀满不除。予诊其脉，平素虽歇至，然甚强实。今病脉弱，且高年，又必无太有余之理。遂用人参、黄芪，如补中益气之类，倍升麻，服下即瘳。喜曰：吾年已老，未闻补药能消胀者。此何以故？予曰：叔祖年高。年高则气弱，膻中之气所以不能行。且服克伐药过多，气益弱矣，今补则气旺。再用升提药提其清气，清气升则浊气自降。所胀者，浊气耳。浊气既降，岂有不消之理哉！

方如见，予内弟也。壬子年正月，在定州患遍体手足疼痛，骨节红肿，不能转侧，逆予往治。诊脉浮按皆弦，沉按濡弱，此风湿证也。用羌活、防风、防己、川芎、白芷、陈皮、半夏、甘草、茯苓、木通、川萆薢、威灵仙、木瓜、牛膝等药，服二十余剂而愈。

金声伯在京与予同寓，性佞佛①，长斋体弱。丁巳年六月，患血痢，腹疼甚，脉濡弱而无力。用陈皮、厚朴、白芍药、肉桂、甘草、木香、枳壳之剂不效，后加附子，服三剂而愈。

一人患伤寒之后，小便时常流精不止，众医治皆不效，亦

---

① 佞（nìng 泞）佛：迷信佛教。天启抄本作"奉佛"。

不知为何证。予用小柴胡汤，加知母、黄柏、牡蛎、青黛而愈。盖初病时，少阳经遗热于肾，久则动肾火而精遗，外伤寒证虽愈，而此火未退故耳！

予治疾，性好沉思。其有不得者，思之不置，甚至彻夜不寐者有之。一纪①以来，心劳矣，渐得怔忡健忘之证，心窃患之。因是南游二载，回京匿姓名，稍能习静。庚申暮春初，锦衣荫堂周公过访。公与予旧契②，数年未面谈。其太夫人病不眠，医有作血虚治者，有作气虚治者，重用人参，甚至加用桂、附，病不退而反增。又有清火者，亦不效。拉予往治，谊弗能辞。诊脉左关多滑，予曰：此胆中有痰致不眠耳！照前治李工部法，治之愈。

后数日，侍御申公讳廷譔，周之姻亲，延津人患消渴证一二年，大便秘结，服大黄暂通，复秘又服，如此者屡矣。善食而饥，日饮茶百余杯，体渐瘦弱，逆予治。诊其脉多数，右寸更甚。病在肺与大肠，表里脏腑俱受病。肺为司气之所，大肠为司出之关，二经俱属金。金主西方清肃之令，又主燥。肺为上燥为渴，大肠为下燥为结。《内经》曰：燥者润之。今燥未及治，使二金俱有火邪，子反致母病。土者，金之母也。脾胃因之而火动，所以消谷善饥，多食反不生肌肉也。不清二金以治其本，徒用大黄动其脏腑，反泄真气，何益哉？公问用何药，予曰：去此二经之火无过于天门冬膏，且天门冬滋润之药，甚宜！人以天门冬性寒为言，予曰：药性寒者，无过于大黄。大黄可用，而天门冬反不可用耶？古人方术方中，久服延年、御女、种子，

---

① 一纪：古代以十二年为一纪。
② 旧契：旧交。契，友谊。

皆称补养良药。公信而用之，照常单用熬法频服，再间以天麦门冬去心、生熟地黄各四两，黄柏盐水拌炒、牛膝去苗各一两。六味炼蜜为丸，梧桐子大，每日空心滚水送下七十丸。用即有效，不及一月全愈。公喜甚，复为予延誉。韩谏议、孔太史，皆公年契①，次第逆予。

谏议韩公讳继思，泾阳人，有时或劳或寒，或食不可意物，或触不可意事，忽然而发疼痛，从胁下起，上冲心胸，每旬日或半月必数发。诸医清之补之，或作胸胁疼或作胃脘痛治之，皆弗效。予诊六脉多沉，忽然间有浮状。予曰：沉主郁，气郁病耳。忽然而浮，又属阳脉，然痛无常处，六腑病也。公曰：何为六腑病？曰：先贤有五积六聚之论。积者，静也。积有定处，主静，属阴。五脏也属阴也，故五脏有五积之名。聚者，动也。聚无常处，主动，属阳，六腑亦属阳也。聚，取聚散不常之义，故无名。今公之痛，或时而胁，或时而冲心胸，皆走动而不常，其为聚也益明矣！公问：何以治？予曰：散聚无如诸香，非馨香行气药不可。遂立方：香附、橘红、茯苓各一两，木香、白豆蔻、砂仁、贝母、玄胡索醋制各五钱，良姜三钱，沉香二钱，老米糊为丸，菉豆大，热酒下。然恐香窜药久服泄气，因叮嘱不宜频用，惟遇喜时服之。

太史孔公讳贞时，建德人长公子年十八，未婚，勤诵读，又因饮食不节，致脾胃频伤，腹胀大，遍肚坚硬如痞块状，露青筋，脐突出，四肢瘦，遍体热，口渴，喘，喉生疮，牙龈烂，独足冷。诸医用健脾者、消者、补者、滋阴者、养血者、清热

---

① 年契：年龄相当的朋友。

者，皆不效，再转笃①。逆予②诊脉，浮按细数，重按右关弱甚，两尺似有似无。予知病危急，谢不能疗。公握手不释，因天雨复具酌书室中，坐谈至暮，坚属予治。予思良久，悟曰：此脾胃虚弱之极，不能自司其令，一切用脾胃之药所以不应反增病。至于滋阴清热，背驰之甚，何异走北而南辕？补脾不可，清消又不可。公问曰：有一线可治乎？予曰：此非痞块病也，蛊证耳。今已极，将又成中满之候。所喜者，公子未婚。当用借补法，虚则补其母治之。补命门相火，以生脾土者是也。公诚心见属，遂用加味金匮肾气丸：熟地黄、山药、山茱萸、牡丹皮、白茯苓、泽泻、附子、肉桂、车前子、牛膝十味配丸。初服二三十丸，口喉疮愈。加至四五十丸，热退而腹块亦渐消，再加至六七十丸。用药半月，予会有他行。几三月，始还京，会谏议韩公。韩公谢曰：吾病十年于兹，兹服香品之药计十八次，屈指已满百日，痛全不复发，药可称③神矣！复讯，孔公子服前丸至七八十日，大便下如酱色之脓，腹胀十去七八。再诊其脉渐回，胃气亦渐复。予喜曰：可以正治。且公子少年，桂、附亦非久服者，再用加减人参大健脾丸调理④而愈。公谢曰：此子有生，公之再造也！予曰：皆公待士之隆，见信之诚耳。夫医贵宏博，又贵专思。方诊脉时，诸危证悉见，籍令公不款留，不重委，天不雨，坐谈不竟日⑤，长揖而别，失之矣。今之医不反求诸已而深造乎道，见其发热、口喉生疮，不究其

---

① 再转笃：天启抄本作"危笃之极"。
② 逆予：原无，据天启抄本补。
③ 称：天启抄本作"谓"。
④ 理：天启抄本作"养"。
⑤ 竟日：终日，从早到晚。

虚火上炎而引之归原，徒用寒凉之药，如雷龙火愈泼愈炎。又见肚腹胀大，坚硬以为痞块，不宜用熟地黄补血以滞膈，此直皮肤之见耳。用地黄，非专补血用也。崔氏八味丸原为补命门相火之要药，加车前助泽泻以分消，牛膝引桂、附下行，使火归原则上热自除。地黄既同桂、附，又何滞之有？然此法治中满则可，治痞块则不可。何以故？痞块证，脾虽病而犹受药，轻者消之，重者一消一补，可望以收功。不如此证，脾虚之极，一用补脾药不且无益，而反受害。何以见之？天生五味，以养五脏。甘味补脾，一定理也。前贤谓中满证，甘草一分不宜加入。切忌甘甜之物，大意可见。不然，体既虚矣，消不可矣，脾胃药又不受矣。不补其母，何以望其有生耶？议之者不自咎其学浅，及病愈尤喋喋不休非公毅然之见。其不为动摇也，几希矣！予何敢自谓高明宏博，惟既任其事，必思直其道。当公子热盛火炽时，公与予初交，直信用桂、附而不疑，则公子之有生，公自生之也，予何能生死人哉！世之病，惟风寒暑湿最多，然治亦称稍易。以上诸证，似是而非，诸医不能无误，而仆①不敏，又必精思极究乃始得。客因笑谓：诸君病，籍足下愈矣。抑恐怔忡健忘，又将谁藉？予谓仆即不任沉思，然每悟一证起一人，未常不跃然喜也，以兹欲罢而不能。昔人谓读书得一异见异闻，若获《珍珠船》②。然则，仆之病或籍此以终免也。

---

① 仆："我"的谦称。

② 珍珠船：资料汇编性质的杂著，明代陈继儒纂。因该书杂采小说家言，凑集成编，故代指异闻异见。

庚申仲夏，予奉圣①书颁犒②朝鲜至辽阳。经略熊公讳廷弼，江夏人董③戎事，过劳患鼻衄，血流溢盥盆，小便短涩。诊脉弦长而有力，用生地黄、赤芍药、麦门冬、牡丹皮、黄芩、山栀仁、天花粉、生甘草、茅根服五六剂，间投以六一散，小便通而衄渐止。公时欲自行边，予谓：公虽小愈，最宜节劳。公即不自爱，如国家何？然公体素健，多膂力④，张石力弓能左右发。虽为少留数日，季夏二日仍率骑士数百人，巡历沈阳、奉集、宽奠、爱阳、凤凰城诸要地，纡回千里，不旬日而遍。还署，次日痢遂作，下脓血，腹疼不止，脉仍洪滑有力。用黄连、黄芩、白芍药、当归尾、枳壳、槟榔、厚朴、大黄服之，不下。公谓予曰：吾病虽起于过劳，然体气颇实，再下不妨也。予虽如公言，更投前药而痢瘳，然公体气亦因是潜耗矣。迨予还，公遂以病请乞归云。

今之人治脾病，不曰补则曰健。《内经》曰：脾恶湿，急食干以燥之⑤。参、苓、白术，补之燥之者是也。又如《易》所称天行健，易老⑥作枳术丸一消一补，健之者是也。二者世人知之矣，至于血虚脾弱，鲜有论及。其理何哉？人之五脏，二脏属气，三脏属血。脾，血脏也，善统血者也。血枯脾弱，致失其职，亦不能司转输。用参、术补之燥之则误，一消一补健

---

① 圣：天启抄本作"玺"。

② 颁犒：用酒食或财物分赏下属。

③ 董：监督管理。

④ 膂（lǚ 旅）力：体力，力气。膂，脊梁骨。

⑤ 脾恶湿……燥之：语本《素问·脏气法时论》，原作"脾苦湿，急食苦以燥之"。

⑥ 易老：指金代医家张元素。张元素，字洁古，易州（河北易县）人，为易水学派创始人。

之则非。吾乡溪南吴隐君①讳正学传一秘方，名正中散。用当归、白术、香附、茯神、黄连、木香共为末。胸胀，伤食，气逆，随意米饮酒水皆可调服。传之数世，皆谓神方。愚意血虚脾弱、胸胀气逆用之则是，伤食腹胀又非所宜，此方求得之数人，分两不等，亦不知所以立方之意。

庚戌夏，武选贺公讳万祚，嘉兴人为人修长而瘦，饮食最少。释褐时，患大便结燥。诊其脉多涩，予曰：血虚脾弱证也。思正中散相宜。脾属阴，阴从阳以上分两，俱用阳数。当归酒洗，用身四两五钱，白术土炒三两六钱，香附瓦器炒二两七钱，茯神去皮②一两八钱，黄连炒九钱，木香不见火三钱，共为末。夏月滚水调，冬月酒调，服二三钱即有效。后，戊午春治考功赵公讳南星，高邑人、庚申秋治侍御张公讳泼，乐陵人，俱用此法。客问曰：血虚脾弱，病从何起？外证何似？曰：思虑则伤脾。心脾相连，心生血而脾统血，血枯脾弱。外证则大肠干燥而秘结，非若饮食不节，脾气损伤，大肠多溏也。当归，补血药，故用之最多。然不外乎实脾土，故次多白术。思虑者，开郁为主，香附次之；宁神者，茯神为先，则又次之；血少火生，黄连用以清火，然气又不可不顺，故少加木香。至于血虚脾弱少火衰，崔氏八味丸补命门少火以生脾土，则又方之圣者也。

文英家嫂，素多痰。每发时胸背胀，呕吐痰涎数升则少安。庚申岁，七旬矣。冬月少感风寒，微恶风，太阳并腰疼痛，胸背胀。初用微解之药，头疼恶风皆愈，惟胸腹搅扰，烦燥不安，寸关脉洪数，两尺似无，面浮肿，口渴，不进饮食，昏愦之极。

---

① 隐君：隐士。
② 去皮：天启抄本后有"蒸炒"。

予思此中气不足，脾不运动，致痰壅而翻搅不息。渴非真渴也，由脾不司其令以致渴耳，清火药不宜。遂用干姜炒老黄色三钱，白术二钱，陈皮、白茯苓各一钱，白豆蔻五分煎服，痰气舒而翻搅定，寸关脉少平，尺脉渐生，遂饮食稍进。次日，照前方，干姜减半，胸膈宽而浮肿退，再用补养气血药而愈。

邦奇家侄，侨寓楚之团风镇。其子年十二，常作泻，绕鼻两孔遍生黄疮，唇与颊俱无恙。半年许，诸药或服或傅，皆不效。后肛门周围生疮亦遍，气体渐弱，医不知为何证。自鄂渚逆予往治，诊脉弱，右关更甚，询知其起于饮食频伤。此脾虚证也，方书皆未载。予思脾乃肺之母，母能令子虚。鼻为肺之窍，肛门为大肠之部。《难经》称肛门又为魄门，肺藏魄故也。肺与大肠为表里，大肠庚金，属腑也；肺辛金，属脏也。二金俱土之子，今皆病。钱氏谓虚则宜补其母，用益黄散：陈皮一两，青皮、炙甘草、诃子皮各五钱，丁香二钱，共为末，每服一钱五分，米饮调服，药未尽而病愈。

辛酉①二月，有功家嫂伤寒六七日，寒热往来，左胁疼痛有块，坚硬如石状，昼夜呻吟不得眠。诊其脉弦滑，用去人参小柴胡汤，加火煅牡蛎、青皮、枳壳、生姜，服二剂，块消病愈。

有祚家嫂因多郁怒，喉中忽痛，下至胃脘，右胁疼痛不可忍，不进饮食，睡卧不安，右更疼甚，吐血数口。诊脉左关弦洪，右寸滑数。恐肺脏生痈，用龙胆草以伐肝邪，豨莶草、沙参、苦参、玄参以解肺毒，黄连、连翘、槐花、生地黄凉血，益母草流通，青木香行气。服六七剂，痛止病愈。

---

① 辛酉：明天启元年，即1621年。

　　高阳孙相国体貌魁梧，旺神明，健哺啖①。天启壬戌②初拜相也。值建夷③猖獗，广宁沦陷，海内震恐，京都戒严，羽书旁午④。公入则定国是，出则理枢机，耳听口占⑤，目视手书，案牍盈几⑥，未有停宿者，饮食减少，体渐为惫，右手不仁，上不至首。又因内阁憩所在干隅⑦，昼晦多湿，致脚红肿。

　　四月中旬，属予治。胗⑧脉左寸关弦紧，右脉不应。公曰：吾右手脉反关。遂仰手侧竖对虎口，从臂上寻始得。脉弦紧不减于左，两尺濡弱，重按百至不止。虽婴疾，实寿征也。予曰：论脉必先论证。公多思则伤心，劳力则伤脾。心脾相连，弦脉主风，濡脉主湿。遂用补气血、除风湿剂治之。间因溏泄，去血药，加分利获效，以分利能行湿故也。

　　六月十六日，视师渝关时值霆霖，遍历蓟门诸隘，七月下旬而返。八月二十一日，复奉命驻渝关，督理蓟辽⑨、天津、登莱诸军事，命予偕行。九月朔抵关，初八日胗脉，左寸关弦，

----

　　①　哺啖：胃口好。哺，口中的食物。啖，吃。
　　②　壬戌：明天启二年，即1622年。
　　③　建夷：对建州女真的称呼。建，建州。夷，汉人对少数民族的蔑称。
　　④　羽书旁午：喻军情紧急。羽书，古代指有鸟羽的紧急军事文书。旁午，交错，纷杂。
　　⑤　口占：不打草稿，口头叙说出来。
　　⑥　案牍盈几：公文、书信等堆满案头。
　　⑦　干隅：潮湿的角落。干，水边。隅，角落。
　　⑧　胗：同"诊"。
　　⑨　蓟辽：总督名。明嘉靖二十九年（1550）置蓟州总督，次年改为蓟辽总督，辖顺天、保定、辽东三巡抚。

右弱，两尺濡脉如故，右手举动仍不利，大便日数行。用白术、半夏各一钱，白茯苓八分，陈皮、白芍药各七分，川芎、秦艽各六分，人参、羌活、防风各五分，甘草四分，加姜二片，日进一剂。十四日，大便不溏而鞕。

时渝关军民惊扰，营伍散错。置械练兵，部营核将，簿书沓委①，晷刻靡宁，日食不数盂，寝衣假寐，闻声则披衣而起，或夜有数起者。予恐血虚，用前方加当归八分服之，举手，渐便。十五日，予有觇②宁远形势之行，二十日还。

二十二日，公腹痛，大便不流利，用白芍药二钱，白茯苓、苍术各一钱五分，半夏一钱，陈皮、泽泻各七分，厚朴、甘草各五分，加姜二片。二十四日，大便下赤白脓，成痢症。脉洪数，腹痛，小便短少，用白芍药一钱五分，苍术一钱，黄连八分，厚朴、泽泻各七分，枳壳五分，甘草四分。次日，痢不减，口愈渴，用白芍药二钱，黄连一钱，槟榔、泽泻各八分，黄芩、木通各七分，厚朴五分，照此方一日连进三剂。二十七日，痢痛俱减。前方去槟榔、木通，加白茯苓一钱，枳壳、陈皮各七分，甘草四分。十月初一日痢止，仍日五泄，用白芍药、白茯苓各一钱，陈皮、猪苓、泽泻各七分，黄连六分，甘草五分。初五日，前方去黄连，加山药八分、白扁豆七分。初十日，仍溏泄二次，饮食不思，荤菜绝口，食惟盂粥，仍角巾③，率幕中诸公，偕予遍历诸营，督造营房，课④工较射。晚归，用白术、白茯苓各一钱，山药八分，陈皮、白扁豆各七分，砂仁、

① 沓（tà 踏）委：繁多而又琐碎。沓，多、重复。委，琐碎。
② 觇（chān 掺）：侦察。
③ 角巾：方巾。此指头戴方巾。
④ 课：督促完成指定的工作。

白豆蔻、人参各五分，甘草四分，日进一剂。

十七、八两日阅操，十九日考察将领综汰过劳，予夜侍必至三鼓，往往手书万余言。二十暮，即假寐亦不安矣。前方去砂仁，加当归一钱，白芍药、酸枣仁、枸杞子各八分，山茱萸七分，日一剂。时，关分南北中三大部，建十七营，恒历诸营，犹率幕中诸公较骑射，无虚日。十一月十四日，因拜圣节少冒风寒，谈论最久，致头疼身热，气不顺。用香附一钱，紫苏八分，陈皮、藿香、白茯苓、川芎各七分，人参、厚朴各五分，甘草四分，姜二片。次日，头疼止，热仍未除，再投一剂而瘳。十七日，因挥指人不解事触怒，气不顺，右胁加疼，用香附一钱，苏梗八分，陈皮、藿香、白茯苓各七分，厚朴五分，青皮四分，木香三分。次日再投一剂，胁疼愈。十九日侵晨，空心拜长至节①，复感怒语久，至申尚未进食。

二十一日，面目黄如金色，手足浮肿，脉弱体羸，食不下，腹胀作泻。皆言不宜用参补者，姑勉从。因其小便短少而色赤，权用分利燥湿剂治之。用苍术、茵陈各一钱，车前子、猪苓、泽泻、赤茯苓各八分，陈皮、厚朴、黄连各七分，大腹皮五分，甘草三分，加灯草。

二十二日，腹胀更甚，小便愈不利，大便反泻五次，饮食绝不思。公性素喜红枣，闻之竟不能入口，脉更微弱。黄为湿热之证。经曰：湿热相交，民当病疸。疸者，黄也。盖人之一身，胃为水谷之海，脾为运化之司。夫脾，为胃行其津液者也。脾胃健而津液行，腠理通而小便利，何黄之有？惟湿生乎热，热滋乎湿，湿热壅滞于中，由是胃气潜衰，脾气屡弱，不能为胃行其津

---

① 长至节：冬至。

液，致上焦不行，故上身腠理不通，不得汗泄，目因成黄。下脘不通，湿艰下注，小便因之不利，故下部成肿。然治之之法，刘河间所谓开鬼门、洁净府者，此也。疸证虽分有五：曰黄、曰酒、曰谷、曰黄汗、曰女劳。四证皆同湿热主治，惟女劳又大属虚证。公所感虽与女劳绝不相蒙，然劳心劳力，劳之一字，则实同也。公任军国重事，善哺啖者，今反不能哺啖。性豪爽、喜燥而恶湿者，又春夏入阁，憩晦湿久无人迹之地。泻痢频仍，则疾之萌有自来矣，况年已六旬。严冬疗疸，无发汗之理，再治法无过于分利。今用茵陈五苓，小便非特不利而反秘；大腹皮，宽实胀药也，非特不消而胀愈增。饮食不御，少顷屡起更衣，脾气虚极，视之几入膏肓，非补何以望其霍然起耶！用苍术一钱，赤茯苓、人参各一钱，陈皮、猪苓、泽泻、车前子、茵陈各七分，厚朴、黄连各五分，加灯草服下，病不增，便泄殊减。

二十三日，因小便黄赤，前方去黄连，加山栀七分，人参增五分，大便日三泄。二十四日，照前方人参加至二钱，小便通，大便日仅再。二十五日，小便长，色少变，腹渐宽。前方去山栀。二十六日，去车前子。二十七日，口苦，饮食仍无味，前方加姜汁炒黄连四分，白豆蔻七分。二十八、二十九，俱照前方，人参皆加至二钱。

十二月初一日，黄少退，去茵陈，赤茯苓易白茯苓，人参只用一钱，日一剂。初八日，诸证渐退，惟饮食无味，用人参、白茯苓各一钱，苍术二钱，陈皮、泽泻、白扁豆各七分，白豆蔻五分，厚朴、黄连各四分，甘草三分。十五日，前方去黄连，加半夏一钱，姜二①片。十八日，黄退，惟脚浮肿，用苍术二

---

① 二：天启抄本作"三"。

钱，薏苡仁一钱五分，人参、白茯苓各一钱，陈皮、泽泻、白扁豆、木瓜、牛膝、半夏各七分，厚朴四分。二十二日，前方加白术一钱。癸亥①正月初十晚，泻，至次日午共五行，用苍术二钱，人参、白术、白茯苓各一钱，猪苓、泽泻、白扁豆、半夏各八分，陈皮七分，甘草四分，姜二②片。十二日，腹少胀，前方加厚朴六分，炒麦芽七分，人参减作五分。十四日，去麦芽。二月十一日，脚浮肿皆除。以健脾燥湿主治，苍术、薏苡仁各一钱五分，白术一钱，白茯苓、白扁豆、半夏各八分，陈皮七分，人参五分，厚朴、甘草各四分，姜一片。

二十七日，公往宁远。予力谏，谓公疾初瘳，不宜轻历远险，且予去秋之行，西虏出没，艰难万状，险阻阨塞。一得之愚，前已详注图中。公为社③稷之身，岂宜轻临不测哉！公曰：遥度不如躬履④。此地为关城第一藩篱⑤，计在一劳，何顾七尺？遂东巡。三月初二日旆旋⑥，脚果复浮肿。初三日，用薏苡仁二钱，苍术一钱五分，白茯苓一钱，木瓜、牛膝、半夏、陈皮、白扁豆各八分，人参、厚朴各五分。初七日，浮肿渐退，去厚朴，加白术七分。四月初八日，照前方再渐减，去人参，而神旺胃强如初矣。治法始终重用苍术者，因病根起于湿。经曰：脾恶湿，急食干以燥之。苍术，燥湿药也，且五运中戊年为太阴湿土在泉主政故耳。公病危时，气弱不能支，犹伏枕不废批答，苦谏节劳，泪下沾襟者屡矣。若此食少事繁，诸危证

---

① 癸亥：明天启三年，即 1623 年。
② 二：天启抄本作"三"。
③ 社：原无，据天启抄本补。
④ 遥度不如躬履：意谓在远处规划或推测不如亲身实践。
⑤ 藩篱：本义指用竹木编成的篱笆或栅栏，引申为屏障。
⑥ 旆（pèi 佩）旋：回师。

悉见之时，犹可云体有余，称为实病者哉？公身系天下安危，岂关药饵？然察脉视色，自有至理。倘公信之不专，予体之不真，安能得心应手以奏效耶！

永平太守徐公讳廷松，披县人，壬戌秋感痢。医以人参补剂投之，睡不宁，食鲜思，小便秘，病增剧。逆予治，神气倦怠，自告以为危笃。予胗脉浮取似微，重按至骨滑实有力。笑曰：宜乎，时医以为重证也！公问其故，予曰：经云脉肥人责浮，瘦人责沉。责者，言其不相宜。肥人脉不宜浮，瘦人脉不宜沉也。公体肥，所以脉浮取似微，然重按则滑实而有力，此实证非虚证也。疾转笃，非真病也，治之误耳！公问何以治？予曰：公恙感本实，又投补剂，是为重实。重实者，不下则死。公称谢。予遂用大黄、黄连、黄芩、枳壳、槟榔、白芍药、厚朴两下之始快利，再用调脾豁痰而愈。或问痢后何以用痰药，予曰：古人验证以制方，审疾以投药，如圣人持一理以应万情。今徐公原脉滑，实痰脉也，兼之手臂阻滞，痰证也。予何因其痢后，舍痰药而不用者哉？使惑信浮言，证脉不审，则与前孙相国二证皆相左矣。

夫病，众人有①传染同患者，运气使然。其中有似异而实同者，又在体认之何如耳。癸亥岁，予在渝关幕府，六月中旬多霪雨，同三四仆人俱患痢。予于本月二十八日感痢证，多白色，脉弦紧而实，日二三十行。是年为厥阴风木司天，少阳相火在泉。时值四之气为太阴湿土，木土相刑，法宜清凉。然土郁者反宜加硝、黄以夺之。贱体虽弱，今脉颇实，用苍术、厚朴、陈皮、枳壳、黄连、白芍药、木香、槟榔、大黄、芒硝一

---

① 众人有：天启抄本作"有众人"。

剂。次日，痢减至七八行，再照上方去硝黄再一剂即愈。诸仆人痢，皆以燥湿药治之而愈。

惟社礼年三十六岁，七月初一日患痢，黄白色，数十行。六脉弱，口渴，日饮水十数碗，腹痛，小便短少，饮食不进，初投燥湿药即罔效。至初四日，饮食绝不进已数日，卧不能起。初六日薄暮，惟呼腹痛，气短音微，声不能出，脉微弱更甚，身汗口渴如故，危困极矣。予思之不寐，坐至四鼓忽瘳。此仆昔辛亥年感少腹阴寒疼痛之证，药皆不效，艾灼而愈。今脉微矣，渴非真渴也，下利过多，虚火炎上，欲饮外水以救其津液耳。用人参附子理中汤加木香、官桂，一剂而渴止。但不思饮食，前方加白豆蔻、砂仁，饮食渐进，惟腹痛不止，再去白术，服六剂而愈。共计服附子药八剂，附子用过一两，姜、桂倍之。治痢若斯，可称奇矣。或于湿之一字有疑焉。予曰：痢疾属乎脾土，脾土喜燥而恶湿，苍术、芩、连治湿热也，桂、附温寒湿也。寒热虽殊，其理则一。录之以俟同志者参考。

武库主政杜公讳应芳，忻州人，貌魁梧，多膂力，体健，素不亲医药。因火动痔发，用未成三黄丸作汤剂，三服肚腹痛而痢遂作。七月十二日，日数十行，惟虚弩①血水数点，小便不利，脉两尺洪弦，两关多涩。予曰：病本乎热。因三黄骤寒，制热不舒，值痔发时，致成瘀血证也，不治将深。公自恃体健，冀其自愈。十九日，病转剧，腹痛更甚，小便绝无，体愈矣。予胗脉洪弦且紧，法为病进。体虽健而痢，属火邪。若非温药去其寒，而单用寒凉则反垂隔，两不相入，何以望其奏效？此又非浅学所能识也。遂用桃仁承气汤倍肉桂，加牡丹皮、红花、

---

① 弩：用力。

槟榔、木通、滑石一剂，下数寸大血块。再剂痢减，小便通。二十一日，恐服下药过多，用赤芍药、牡丹皮、槟榔、黄连、黄芩、枳壳、厚朴、陈皮，服即不快，复用前方再四下而愈。

太仆卿陈公讳大绶，浮梁人，体瘦弱，便血，面黄。辛酉季冬中旬得感寒之疾，医不敢发散，因体虚用补药，又因火用凉药，又有加人参于清凉药者，病转危笃。壬戌正月初四，背恶寒，口渴，鼻联牙龈痛，耳鸣，头眩，诊脉两寸并左关脉弦洪。夫背属阳，腹属阴。背为诸阳经往来之道路，本不当恶寒，今反恶寒，则阳气微矣。仲景《伤寒论·少阴证》云：背恶寒，四逆汤主之，以四逆回其阳气。又《阳明证》云：背恶寒口渴，白虎汤主之。盖因阳明热极反承水化，亢则害、承乃制之谓也。今公背恶寒，兼鼻痛、口渴，俱属阳明证，其用白虎汤更宜，服之即效，外证十去六七。次日，予恐其体弱，加人参五分，病即不减。初六日，仍用白虎汤加麦冬、天花粉，各证俱退。再用四物汤，用生地黄加麦冬、知母除其余热。至初十日，病复作，胃胀、背恶寒，但无鼻痛、口渴证，脉右关弦滑。细询因客久坐，谈至夜半，次日复食包子、粉汤所致。予曰：危矣！此劳与食两复也。包子面食、粉汤菜豆，性寒滞，岂宜食之哉？大病后伤食，宜温而不宜凉，且背恶寒而无口渴等证，则又不宜用寒凉矣。先将神曲、麦芽、陈皮、杏仁四味煎汤服而胀宽。然肸六脉虚浮，重按全无，人事昏沉，惟右尺不断续。急用人参五钱，附子、肉桂、干姜各五分，陈皮七分，炙甘草四分。因脉浮而无根，恐孤阳发越，再加当归一钱，白芍八分，熟地一钱五分，五味子十五粒，以滋阴而收敛其耗散之脉。如此用药调理数日，又间用丸药补之：紫河车二具，人参三两，熟地二两，酸枣仁、山萸肉、白茯苓、枸杞、牛膝、山药各一两，制附子、肉桂各五钱。老米糊为丸，每日空心上午、临卧各服二钱。半月后，又因食荤腥，脾虚不能运化，致手足、肾囊浮肿，小便短少，仍用加减金匮肾气丸料作汤剂，兼服前紫河车丸三次，至廿余日，浮肿渐退而愈。

公负重名，宾客应接无虚日，且性好山水，清明日欲郊游。是日，风色甚恶，予适在公寓，戒毋往。值予归，竟游高梁桥，尽日而返，复冒风寒。越二日，手足抽掣似角弓反张状，遍体动摇，不能安卧，两昼夜无宁刻。即脉亦难胗，诸缙绅视疾者皆咋舌，谓不可旦夕延矣！予用炙甘草五钱，人参、熟地黄各三钱，阿胶二钱，麦门冬、麻仁各一钱，桂枝五分，生姜三大片，大枣二枚，水煎服，二剂立瘥。予复戒之曰：古人谓病加于小愈。今公罹此危笃之疾，若食复，若劳复者屡矣。体岂宜轻试乎哉？总宪①南皋邹公，为世大儒，博学，淹贯②岐黄，与公交厚。问予用药之理，予曰：此炙甘草汤耳！张仲景云：阴阳两虚心悸动摇者，炙甘草汤主之。动摇者，肝木使然。肝木强盛，由肺金虚而不能以制，致脾土弱而不能栽培，木寡所畏。甘草，味甘性缓者也。甘则以补脾，缓则以缓其动摇之势。故用之最多。麦门冬清肺，阿胶补肺，合以助金以制木耳。桂枝味薄，能走四肢以行其经络。筋急者恐有角弓反张之患，麻仁润燥以柔之。生地黄补血，人参补气，共补养其气血以舒其筋也。生姜、大枣之加，用以和其胃气。此古人立方之意。又问：前伤食何以用杏仁，手足浮肿反不用燥湿之药。且治斯疾，先用石膏，后乃至用桂、附，于理何据？予曰：用杏仁所以解豆

---

① 总宪：明清都察院左都御史的别称。御史台古称宪台，故称。

② 淹贯：深通广晓。

粉之毒，见《日用本草》。浮肿由于脾虚而然，即非燥湿消导药所宜，况大病之后乎！如不补命门相火以生脾土，非治法也。病家最忌寒热混淆，先用石膏以清之，而后方可用桂、附大补也。夫病有标本也，有虚实也，有寒热也，故治有逆从，有先补后消，先消后补，先温后凉，先凉后温等法。补不远温，消不远凉。先补后消，如勾践养民，一举而胜强吴。先消后补，如武王克商，继发巨桥之粟①者是也。故曰用药如用兵。治病消补舛错、寒热混淆，行军奇正不明、威德倒施，皆左矣。仲夏，复出西郭门，游海淀园亭，往返三十余里，自称步履者过半，劳苦惫极，病复发，竟不起矣。长公子文学君奔丧至京，感予用心之劳，治法之妙，求其源理。予因叙此，录之以归。

院判陆公讳大胤，嘉兴人，硕儒，以岐黄起家，神庙②时为御医，两召入，定御用药方，俱蒙恩赉。为人清癯，体不胜衣，日恃参、术，服麋膏二三十年。予初入京时，坐间论医，一语倾盖③。己未④腊月，年近七旬，病痰嗽气喘，饮食少进，自以补剂治之，病转剧，逆予。予适谒选天官，未暇往。遍迎名医，皆用补法，虚眩愈甚。后有用桂、附者，病危笃，经纪⑤后事。庚申正月初八日，复迎予。朕六脉虽沉，重按至骨滑实有力。予笑曰：此实证，非虚也，病因补误耳。公虽呻吟，卧床褥，闻予言惊愕，顾其长郎文学君曰：星海先生，吾素所敬服者。

---

① 巨桥之粟：古代粮仓所藏之粟米。巨桥，相传为殷纣聚敛粮食之所，故址在古衡（今河北曲周），因水上有大桥得名，周武王克殷后散其粟赈民。
② 神庙：指明神宗朱翊钧。庙，庙号的省称，为皇帝死后在太庙奉祀时的称呼。
③ 倾盖：行道相遇，停车交谈，车盖靠在一起，常用以形容一见如故。
④ 己未：明万历四十七年，即1619年。
⑤ 经纪：料理，安排。

异哉此言，必有定见，请明以教我。予反复辩论宜消不宜补之理，遂用二陈汤加枳壳、黄芩、天花粉、苏子、萝卜子，八剂病退，再用调养药而愈。公谢曰：仆留志刀圭四十余年，自疑体弱而过补。诸公药皆无效者，因迎合予意。如公卓然之见，世罕俦①矣？

侍御江公讳秉谦，同邑人，辛酉岁足患风气，疼痛不能步履，用疏风、温补、淋洗、针灸，百方罔效。壬戌春，逆予治。胗其六脉豁大无力，在关濡弱。予曰：血虚脾湿证也。立一方，用土茯苓二钱，白术、当归、生地黄、牡丹皮、牛膝、木瓜各一钱。公谓药味平常，未见奇也。予曰：常者不常，平常而中病者更奇也。此吾自制之方，昔治庄不矜文学者，若他人亦皆屡效。公照此方用二十剂而愈。夏，工部司务杨公讳述古，富顺人，因管三山工程患足痛，用之亦愈。

孝廉李公讳车柟，宿州人、进士薛公讳邦瑞，亳州人，戊午科同门友也。壬戌，公车北上时，恐途次劳苦，日服人参药。二月初旬，病时行伤寒，头疼，身热，口渴，烦燥，发斑，仰卧直视，不省人事，惟饮水。有医仍欲用人参者。逆予，至，胗脉洪数而弦长。阳明胃热之证，失于清解，以致发斑。再用补剂，是以火济火，速死之道也！薛公慕予名，坚属予治。遂用石膏二钱，生地黄一钱五分，犀角、黄连、黄芩、山栀各一钱，知母、玄参、连翘、牡丹皮各七分，生甘草四分，加灯草煎服，安卧。连服四剂，斑退。去犀角，服二剂，渐能言语。去生地黄，再服四剂，热退身凉。胸膈似有块，胀痛，左卧块随左痛，右卧痛亦随之，昼夜不安，呕吐多痰，又觉寒热往来，人皆为

---

① 俦（chóu 绸）：辈，同类。

结胸证。予曰：今疼痛胸无高起之形，且左右不常，乃初热之时饮水过多停饮所致。用小柴胡汤去人参，加枳壳、火煅牡蛎一剂，热退痛减，再剂全瘳。因大便秘结，用猪胆入醋一匙导通大便，再服调养药而愈。或有问曰：发斑属血热证，血家忌用半夏、牡蛎，今用反效。何也？予曰：古云有是病服是药。停饮原不成块，其所以成块者，兼有痰也。柴胡、黄芩以去其外热，同半夏之燥与牡蛎之咸去水消痰，则块痛自除矣！

　　户部主政郭公讳竹征，胶州人，癸亥司响渝关也。值边庭多事之秋，体虽健旺，为之劳惫。闰十月下旬，因过劳，少①为饮食所伤，胸膈痞塞，日呕吐不食者四日，用药②及下药皆不效。三十日，长至节习仪③，复冒风寒，逆予治。胗脉左寸脉弦紧，右关脉滑。用藿香正气散去甘草，加山楂二剂而吐止。迟数日，膈仍未宽，犹不思饮食，易二陈汤加大腹皮、厚朴、黄连、白豆蔻、神曲，加姜。又数日，目白睛微黄，小便赤，前方去豆蔻，加木通、猪苓、泽泻、赤茯苓。再旬日，胁下不利，多痰，用二陈汤加苏子、萝卜子、白芥子、黄连、神曲、麦芽、山栀、抚芎、苏梗、香附，解郁豁痰而愈。

　　医有十三科，口齿专其一。牙疼虽云小疾，鲜有救急良方。丙寅④夏，予里居，家侄承美太学患牙疼，诸药不效。后用川椒六钱微炒同烧酒半盂煎漱立愈。进士董公讳学益，禹州人，壬戌释褐时牙龈流血不止，百方罔效。予教用煮乌梅，去核取肉，捣成大丸，嚙患处，数丸而愈。

---

① 少：稍。
② 药：前疑脱"补"字。
③ 习仪：演习礼仪。
④ 丙寅：明天启六年，即 1626 年。

辛亥夏，京师一长班忽面成紫色，口不能言，惟手自指其口。人视之，其舌胀大。予教用生蒲黄筛以重罗，取其极细稀软绢裹，频频擦之，大肠下血数次而愈。盖其人善饮，血热所致，生蒲黄性能凉血行血故也。

乙丑冬，家佃弼明之女年八岁，牙齿流血，遍身紫斑，舌长一疙瘩，初起如豆，渐长如小弹丸，不便于言语饮食，名为舌芝。诊脉两手弦数，用犀角地黄汤加山栀、玄参、黄连、黄芩、黄柏、连翘、生甘草，多磨犀角水入药煎，连进五剂，芝干落而愈。此心火亢极，迟则难疗。

太常卿吴公讳亮嗣，广济人夏月舌生疮，面多浮火，寒凉药二十余剂不效。予适不在京师，及归，逆予。诊脉两手轻按虚浮，重按微细。予曰：此虚证脉耳，多感于房劳辛苦之人。医用凉药左矣，法宜用补剂。公从予言，用补中益气汤加人参二钱。用二剂病减十之六七，再服五剂而愈。

邵仲文宾州人，谒选来京，体质清癯，常患口舌生疮。岁数发，丁巳秋更甚。服寒凉药不效，至饮食呕逆，夜不能睡，口流涎不止，身反发热，半月不愈，精神日减，身体困倦，诸医袖手，最后逆予。至，诊脉，虚弱之极。予曰：此虚火上炎之证，两足必冷。问之果然，用人参附子理中汤三剂而愈。人问用药之理，予曰：虚火亢极之时，下愈虚则上愈盛，不用补剂使附子引火归原，非治法也。此古人从治之法。然病愈之后，又宜多服滋阴养血药补肾之不足，壮真水以制阳光，庶几不再发也。

许建一鄞县人，夏月上身发热，腮颊红肿，大便秘结，口干舌燥六七日，舌生疮。诊脉轻重按俱洪大有力，用黄连解毒汤加玄参、连翘、桔梗、赤芍药、竹叶、石膏、熟大黄，二剂大便通。再用生黄连三钱、干姜一钱同研为极细末，时时傅①之而愈。

少宰包公讳见捷，临安人在户部时，冬月感冒风寒，鼻塞声重，咳嗽痰喘不休。医用参苏饮、十神等汤不效，而鼻流浊涕，口吐②痰涎，喘嗽更甚。公与慈慧寺愚公相知，愚公令逆予治。予诊脉左寸弦紧，右寸关洪滑，此痰与风相合之证。用金沸草、麻黄、荆芥、赤芍药、前胡、半夏、杏仁、生甘草，加姜二片，煎服二剂，鼻通嗽减。再用二陈汤加前胡、桔梗、白芍药、杏仁四剂，忌荤腥，避风寒，半月而愈。

麻城令宋公讳一麟，南乐人，乙卯上计③京师，途遇不可意事，忧郁成疾，当胸坚硬久之，心前透穿一孔，日少出脓血，体为之瘦。医不知何证，惟教贴膏药，兼服调养药而已。己未秋，告病归。临行，南乐魏相国命延予视④。诊脉，气血俱虚，教以用大附子一个炮，去皮脐，鹿茸一对酥炙，青盐一两，共研末，为丸菉豆大，每日大半饥时滚水送下二三十丸。公问何症何方，予曰：此名心漏证。方则前代名公所立也。又问用此三味药之理，予曰：当心，非可久出脓血之地，故用附子、鹿茸骤补排脓以长其肌。钱仲阳曰：心有泻而无补。恐附、茸骤补，反助心邪，惟性咸之药能软坚而补肾，故加青盐软其坚以补其肾，使肾水充盛，心火不致独炽。夫人有一病，古人必有一病之方，乃知少所见多所怪不虚也。

王太学讳政，贵州人，壮年体厚，善饮，畏热。暑月醉后，

---

① 傅：涂搽。
② 吐：天启抄本作"涶"。
③ 上计：古代地方官员向朝廷申报当地治理状况。
④ 视：天启抄本作"治"。

因卧湿地，遍身如发疹状，面目多风，须眉渐落，成疠风之证，诸医谢不能疗，逆予视。予曰：此疾最恶，虽古明医，若洁古先生称善治，亦鲜有效者。虽然，予友吴泰恒常①患此疾，有一云水教灸百会、凤眼三穴，共灸数百壮有验，但戒房室，忌一切发物厚味，盖依此法灸之。太学重予，闻言甚喜。问穴法，予曰：百会穴，众所皆知。此穴，惟初灸九壮一次。凤眼二穴，在两耳后高骨之后，以食指按之微微动处。是穴，惟多灸，候火疮愈时再灸，积至三五百壮，必候好为度。从予法，灸之果愈。

贡元②张公讳性善，赵州人，在北雍③与予善。丙辰季春朔日④，谒文庙，出，腰疼不能屈伸。遇予，诊脉左尺脉多涩，此挫闪证也。用当归三钱、玄胡索醋炒⑤一钱五分、肉桂五分，水煎，入好酒二杯，服之立愈。问何方，予曰：此方名如神汤，专治挫闪⑥腰疼。

吴仲修同邑人，夏月起居过劳，冒风寒，遍体疼痛，发热气喘。医用解表药不效，热愈增。一医用大青龙汤，服后遍体汗多不止，喘急更甚。逆予治。诊脉浮而微，言语音低，气不接续，间作呃喃声。予曰：殆哉！此亡阳证也，医误耳，缓则难疗。速用人参、黄芪、白术、防风、甘草，大剂煎服。初剂汗少减，惟喘未止。再剂人参加作五钱，再加麦门冬一钱，五味子十五粒，煎药熟候温时，缓缓与服，汗与喘俱止。客问予曰：

---

① 常：通"尝"，曾经。
② 贡元：对贡生的尊称
③ 北雍：明代首都北迁后设在北京的国子监。
④ 朔日：每月的第一天，即初一。
⑤ 炒：原作"装"，据天启抄本改。
⑥ 挫闪：天启抄本作"闪挫"。

吴君原属外感证，今无解表之药，而单用补法，且黄芪恶防风，今反同用有功，其意云何？予曰：此劳倦内伤兼感冒病也，医已发汗过多，再无重发散之理。且又言语音低、汗多气喘，虚之极也。值此危笃之际，不用大补，安望有生耶？此方，古人名玉屏风，急救亡阳之要药。黄芪虽恶防风，然得防风，其功愈大。予前论所谓相忌而能有功、相反而相为用，即此意。加麦冬、五味，所以定其喘耳。客称善。

刘青城太史长山县人一家监，庚申初秋忽患发热，呕逆，遍体连脚疼痛不止，医用解表药不效，逆予。诊脉左寸不浮紧，但两尺濡弱。予曰：此四证似伤寒，乃脚气证耳。非湿不作痛，湿家不宜太发散，恐风去而湿不去，惟风湿兼行之药。用苍术、防风、防己、羌活、木瓜、猪苓、泽泻、赤茯苓，加姜煎，温服一剂，微微汗出，身体并脚疼痛俱减。再剂全愈。

丙寅除夕，予侨寓銮江，同家侄尔抒、侄孙毅可度岁。二人举觞酌予曰：吾两人有子，皆赖神术保全，请以为寿。予谢不敏。盖尔抒内人年三十余，从未受孕。乙丑夏，经水过期五日，行时稍觉少于平日，次月、三月皆然。人以为积血也，予诊脉两尺滑长，力主安胎，今春举子。辛酉，毅可内人年二旬，半载不行经，饮食减少，体为之瘦，医以为瘵。毅可客他郡，闻妇疾归。又二月余，逆予。诊脉寸关虽少弱，两尺滑实，此孕脉也。闻者谓：岂有疾病之人不行经而反有孕者乎？予曰：医家据脉。前论所谓常者可必①，变者不可必，此之谓也。用安胎养血剂，逾八月举子及再举子，皆不行经而受②孕。

---

① 必：决定，判定。
② 受：天启抄本作"有"。

医按卷六

天启丁卯①秋，予初任前屯粮厅。甫②至，谒上司时，饷部郎中乔公讳巍，三原县人驻中右所，卧病署中，未得见公。中军守备冷君旧闻予医名，喜曰：良医至矣，我公病其有瘳。急来迎见曰：主君抱病不食者，旬余矣。辽左，僻在一隅，何处得觅卢扁耶？幸甚！进告阍人③，延入卧室。胗脉左关沉弦，而右关沉涩。病虽起于风寒，然实忧郁所致。公点首谢曰：巍家西秦，宦游东海，不惜微躯，拮据危塞，奈④转输不至，其如三军何？病虽起于风寒，实基于此，公言诚洞肺腑矣。遂用香附、抚芎、山栀仁、神曲、苍术、柴胡、枳壳、苏梗，服二剂而热退，膈宽，食进。因多痰，乃去柴胡、山栀仁，加陈皮、半夏、茯苓，姜一片，再四剂而愈。

内监武公讳俊，宛平县人，奉命视师宁远。丁卯仲秋，因军务纷沓，昼夜劳心，致数日饮食不进，逆予往治。胗脉左寸涩而右寸洪，两关浮按迟缓而重按沉滑。涩为血少，洪为火盛。迟缓虽得和平，然沉滑则又主痰郁也。为用越鞠丸作汤，兼合二陈加贝母，且因劳心以致血虚，更加当归、白芍。留予越四宿，药用四剂而愈。

家侄云翼文学，昔年十五龄时，患胸膈不宽而痛，凡食必呕吐出米粒，百药罔效。予为刺左手内关穴。因其少年，纯用

---

① 丁卯：明天启七年，即 1627 年。
② 甫：刚刚。
③ 阍（hūn 昏）人：守门人。
④ 奈：同"奈"。《广韵·泰韵》："奈，本亦作'奈'。"

泻法。方下针时，问其气行患处否？少间，曰气至矣，又曰膈宽矣。周时出针，其病如失。

大将军尤公讳世禄，榆林人，世将之家，人物魁梧，多膂力，年三旬，气豪举，善哺啜。癸亥岁，任渝关，夏间患病，哺啜如旧，但食下逾时即大吐，并痰涎而出，诸药不效。时孙阁部视师关门，为国家怜才，忧形于色，令其中军参将王公再拜，逆予往治。谓予曰：呕吐、翻胃、膈噎，诸治法尽用矣，诸医技亦穷矣，病不减而日反增，甚至畏闻药味，闻之即呕，且左手不任屈伸。予胗脉沉实而滑，非不起之证，惟针灸可疗耳。公从予言，遂为刺左手内关、曲池，仍灸左手内关、左足三里等穴。当针灸时，公颜色谈笑自若，针灸甫毕而膈宽吐止。公喜甚，谓予曰：公术诚不让华佗矣！予正襟揖曰：劣技何敢方①元化，特公之豪气实可并关公耳！

参将黄公讳龙，南昌县人，戊辰②岁任辽东前锋。其出守锦州也，暑月病目。因戎马之际，军事鞅掌，急于速效，日服芩③、连寒凉之药百剂矣。疾不退而目转赤，纯如血色。闻予医名，来宁远谒予。予曰：此服寒凉药过多，致血凝耳。教以用防己、白芍药、生甘草各三钱，水煎服，连进二剂而愈。公询用药之理，予赠医案一部曰：此证议论，详载二卷第八篇中。

辽东副将何公讳可纲，义州人，予天启丁卯待罪④前屯粮务，公任副总兵，镇守前屯。泊⑤崇祯戊辰，予以院使摄篆⑥理刑⑦

---

① 方：本义为并行的两船。泛指并列、并行。
② 戊辰：明崇祯元年，即1628年。
③ 芩：原作"苓"，据天启抄本改。
④ 待罪：官吏供职的谦辞。意谓随时准备因失职而被治罪。
⑤ 泊（jì继）：及，到。
⑥ 摄篆：代理官职，掌其印信。
⑦ 理刑：掌理刑法。

于宁远，公亦移任宁远为督师①，表公中权②。公体魁梧，面白而虬髯③，为人慷慨多大节，与予意气投分④，称莫逆。每议论边事，恒至夜半。忽一日患心疼，呕痰，头眩而体多汗，夜不能眠。医以二陈、芩、连、枳、桔、川芎、香附、荆芥、蔓荆等药治之不效。又有以体虚用补中益气加砂仁、草豆蔻等药者，亦不效，遂逆予治。胗其脉，浮按豁大，而沉按无力。予曰：此血虚证也，公殆劳心之所致欤！头眩而呕者，盖偶挟痰而然，非其本也。公称善。先为行痰顺气，因公自修合有香砂橘半枳术丸，教服百余丸，淡姜汤送下。少间，自觉痰气稍行。次用人参、当归、白芍药、陈皮、贝母、香附、白豆蔻、茯神、酸枣仁、甘草，少加炒山栀，生姜一大片，枣二枚。煎服数剂后，诸证渐减。除去豆蔻，再加麦门冬、五味子，凡服二十余剂，调养而愈。

少宗伯孔公女公讳贞运，建德县人，文学金公妇也文学，讳学敏。赋性志高，因产后遇拂⑤意事，遂患癫狂之证。宗伯公遣人持病源向予索方，予谓诸癫狂证多属痰，而此又属血虚大不足之证。何也？大都产后癫狂，古称难治。此以志情得之，安神为先，因据证立方：白茯神二钱，条黄芩姜汁浸一钱五分，生地黄姜汁制、当归尾酒浸、白芍药酒浸，饭上蒸、酸枣仁炒，上四味各一钱，陈皮饭上蒸八分，犀角磨，入五分，水二钟煎八分，食后服渣。水钟半煎七分，临卧服。后闻服此方至八剂而全愈矣。

---

① 督师：官名。明代督师相对总督和经略来说，大都挂兵部尚书衔。
② 中权：主将。
③ 虬髯（qiúrán 求然）：蜷曲的连鬓胡须。
④ 投分：情投意合。
⑤ 拂：逆，违背。

大中丞唐公讳晖，同邑槐塘人，岁庚午①任奉常②，奉命征饷楚中。时驻武昌，仲秋初病痢。越数日，予游岳阳，舟泊鄂渚。公闻予至，逆予治。胗脉浮数而重按无力，日利数十行，赤多而白少，小便短少而赤，饮食少进，舌纯黑色如墨。公览镜惊愕，自知病危。予曰：公勤劳王事，精血颇为耗亡，起居不节，暑邪因之内入，虚之极矣，热亦极矣。舌有胎③者，尚称难治，况黑色纯如墨者哉！先下而后补，庶几可治也。公曰：方书云痢初起三日者宜下，今八日矣，恐体弱难胜。予曰：治疾治军同理，最忌筑舍道傍。倘④迟延时日，轻者重而重者危，此何异千里神骏而绊之羁靮⑤者耶！夫邪气犹贼也，正气犹饷也。假贼临城下，阻我饷道，外无救援，不战何以却敌而望生？今则饷道虽阻，倘再少迟则饷绝矣，非仑所敢任也。公从予言，午间用厚朴、枳壳、槟榔、芩、连、白芍、滑石、泽泻、大黄、芒硝，大剂煎服，腹虽有响声而大便尚未通。下午再进一剂，则大便通利而称快。是夜晚间即发饫，公复惊惶。予再胗脉，则浮数去而虚弱甚，舌黑十去八九，即用人参、柿蒂、丁香、陈皮煎汤，频频与饮。候饫除，继用滋补调养气血药，半月而愈。公谓予治法之妙，予曰：皆繇⑥公见信之诚耳。公亦笑曰：非公之高明，亦不敢信。若他医一日之内寒热补下兼施，吾必不信不用。若是则误矣，误矣！

---

① 庚午：明崇祯三年，即 1630 年。
② 奉常：官名。秦置，为九卿之一，掌宗庙礼仪。
③ 胎：同"苔"。
④ 倘：倘若，假如。
⑤ 羁靮（dí 迪）：马络头和缰绳，喻束缚。
⑥ 繇：同"由"。

予近邻严镇汪履康太学长媳，家侄承美太学长女也。壬申①春，患遍体浮肿，目不能开，直下肿至足，二便皆秘。脉虽浮小，而重按沉实。诸医皆以脾虚主治，病转剧，谢技穷，因逆予治。予笑曰：诸君误矣！脾虚浮肿者，渐次而成，岂有三旬壮年之人，不经泻泄而患脾虚浮肿之病一至此耶？且脉沉实，二便皆秘，万万无此理也。此犹风热之证，法宜疏通而误补耳。遂用防风通圣散，全用麻黄、硝、黄，大剂煎服，内外两解，药两投，得微汗，便利，浮肿遂立消而愈。

安序家侄，商寓淮扬②二十余年，日苦心计，夜过饮酒，辛未③秋患疸，小便短小，目黄。诸医因其劳心，意为血虚，虽用五苓、导赤诸药，必佐以补血补肾之品。即延诸名家，治亦不外此，病转剧。及谢事④归来，予为胗其脉，右寸数而两关弦，重按无力，两尺濡弱。数则主火，脾弱则弦。所以脾弱而反致弦者，脾土受肝木之制也，濡弱又主湿耳，法宜健脾为本，次清热利小便以去其湿，此治法之大经。又非女劳疸症，曷⑤为用补？若一用补血补肾以混淆，则湿反不能去，何望有瘳？家侄心服予议。时壬申六月初三日也。遂用人参五分，白术土炒、白茯苓各一钱，白芍药、白扁豆各八分，猪苓、泽泻各六分，山栀仁五分。初六日，加茵陈七分，陈皮五分。初十日，因胃中多火，再加炒黄连四分，小便利而目黄渐减。十三日，减茵陈二分。因胃中有痰，欲加半夏。人以半夏性燥为言，须

① 壬申：明崇祯五年，即 1632 年。
② 扬：原作"杨"，据天启抄本改。
③ 辛未：明崇祯四年，即 1631 年。
④ 谢事：谢绝世事，多指辞职引退。
⑤ 曷：为什么。

易贝母。予笑曰：时医凡用半夏者，悉以易贝母为稳剂，殊非达理。夫湿病宜燥，故《内经》谓湿者燥之，万古不易之定论。今用半夏，但恐不燥耳。此日，半夏名虽加五分，其实倍用。十九日，目黄尽退，除茵陈。因脾胃弱而多肺火，脾弱加山药八分，肺火欲加黄芩①，恐前方有山栀，同用则太凉，乃加麦门冬七分以清之。如此调养，未及一月而愈。

忆昔万历己亥春，予乡麻疹盛行，逆予治者甚广。至三月二十五日，诸兄弟侄邀往严镇视赛神，午间同饮酒肆。予自知麻疹尚未出，因鼻塞声嗽，绝不食荤酒。薄暮遄②归，已遍体发热，头眩身胀，睡卧不宁，即服柴葛解肌之剂，热愈增而体愈胀，复重用清凉解表药，不效。次日，以灯火视之，麻疹隐隐见于皮肤之间而不能出，再用麻黄诸表药，连进二剂，仍不出。热躁③烦闷，如坐甑中，遍体手足之间，其胀痛苦楚难以名状。予思胃火极盛之时，不任味辛发散之品，非石膏不能以退胃火。前解肌等汤虽已加，但不多耳。今重用一两为君，再佐以柴胡、干葛、升麻、防风、荆芥、黄芩④、知母、甘草煎服。方下咽时，甘美异常，诚如菩提甘露。药服尽，火随降而下，遍体麻疹须臾尽出。大都麻疹一证，属阳明者居多。方火盛之时，愈发散而愈不解，惟凉胃即出。此白虎化斑汤所以称神也。因自经验，遂笔记之，以俟参考。

通政使毕公讳懋康，同邑人次公子夫人，壬申春病，不进食者数日，举家惊惶，逆予治。予肕两手脉浮数，关大于尺，寸

---

① 芩：原作"苓"，据天启抄本改。
② 遄（chuán 船）：快，迅速。
③ 躁：天启抄本作"燥"。
④ 芩：原作"苓"，据天启抄本改。

大于关。询其受病之源，鼻常衄血。予记二年前曾为治此疾，有效。今则兼之咽喉不利，胸膈不通，头目不清，为之昏聩①。予曰：此风热之证也。公子云：室人病经旬余，服寒凉药多矣，所以致胃气虚而饮食不进，又有明医为用参、术，皆弗效。今病危矣，法将安施？予曰：证属②风热，不为疏风而专用寒凉，则冰伏不能升散，非徒无益而反害之。至于参、术，譬若抱薪救火耳，虽欲不危，不可得也。遂用清上疏风之品，升麻、防风、荆芥、前胡、枳壳、桔梗、生甘草、赤芍药、玄参、牛蒡、黄芩、花粉、石膏、连翘，加灯心煎服。未逾时即进饮食，再剂而病愈。

文学毕公讳熙载，即通政公次公子也，忽患吐血之证。通政公谓吐血为虚损之疾，恐难瘥。予曰：此病他医称难，若仑则患此疾十年矣。遍阅方书，细穷其理，惟节嗜欲，谨房劳，未有治而不愈者。但血不宜遽止，药不宜过凉耳。血既错经妄行，若止之则血留结于心肺肠胃之间，此血痨干嗽之所繇生。若过用寒凉，则脾胃受伤而成泻泄。若此者，医之过耳。治宜清金养血，而以健脾之药佐之，又非参、术及辛温药所能骤补也。今公子脉数而无力，宜用生地黄姜制、白芍药、麦门冬、桔梗、牡丹皮、陈皮、白茯苓、生甘草。若吐血多时，加丹参；火盛时，少加炒黑山栀、炒黄芩，二味选用；两尺脉大，有相火者，暂加知母、黄柏盐水炒成褐色。大都此证，寒凉药不宜过用，即上栀、芩、知、柏四味，如火少退，即须除之；如脾胃弱，加山药、白扁豆；有痰，去生地，加贝母；血止不吐时，再加当

---

① 聩：天启抄本作"愦"。
② 属：天启抄本作"为"。

归，生地易作熟地。然此证首尾俱用血药，但恐久服伤脾。惟陈皮消痰利气而醒脾，茯苓健脾以渗湿，二味平顺，故常用于血药之中。若此，始为良法。公为称善。公之五令弟，经史之暇留意岐轩，与同视此疾，识见相符，故治斯疾照上方法出入用药，二三十剂而愈。若脾虚气弱甚者，人参所必用，又在临证消息之何如耳。

玉衡侄孙长子，年七岁，因伤食感风寒。医用消食疏风之剂后，病如瘈疭之状，胸胁疼痛，昼夜呼号，身屈于左而不能伸。又有作惊风治者，皆不效，病危矣！予弟去非，精岐黄，凡治疾所用药与予暗合。为作肝气治之，用柴胡、青皮、枳壳、香附、陈皮、白芍药、玄胡索、茯苓、苏子、甘草煎服，然疼仍未止。后又逆予治，予曰：去非弟所立之方是矣！云：何弗①效？予因其方，但加蝉腹郁金一味于方内，服下立愈。时人咸以为用药增损之奇乃尔。

肇基家侄，壬申夏患赤痢，其色如血，迟数日复下，如苋菜汁，嗣又下如豆汁，又似屋漏水，日且百行。诸医见者咸谓死证，合室惊惶，乃逆予治。予胗脉细数而沉实，予曰：《病机》云：下如纯黑血者死，下如苋菜汁者死，下如豆汁者死，下如屋漏水者死，日夜百行者死。今病虽死证悉见，幸少年之人脉气仍旺，但非急下不可救耳。遂用厚朴、枳壳、白芍药、槟榔、黄芩、黄连、当归尾、牡丹皮、桃仁、大黄、芒硝，作大剂煎服。凡两下，嗣用大补气血药而愈。

家侄世济太学，壬申年六月，因天旱悯农，冒赤日行田间十三日，归至中途忽患中风。抵家时，客至视疾，犹勉强步至

---

① 弗：天启抄本作"不"。

中堂。次日，右手足不仁，言语蹇涩，不省人事而卧。胗其脉左寸弦，右寸并两关俱滑，此痰证也。用二陈加牛胆南星、明天麻、防风、羌活、秦艽、菖蒲、黄芩、枳壳，加竹沥、姜汁服，三日而人事省。再服四日，乃除竹沥、姜汁，用生姜，再十余剂，加当归、白芍药又十余剂，后因血虚甚更加地黄，因气虚加参、芪，因不任步履加木瓜、牛膝，因火盛少加黄连。嗣后，渐去风药。如此共服百余剂而愈。初，病虚弱时，右手亸①不能动，手指之间即片纸亦不有提挈②，痰亦不能远吐。及用参、芪之后，手足称便，而痰亦吐远，可见参、芪之妙。以上二证，并与去非弟识见相孚，故朝夕同视而治有功。

文学曹公讳以迈，同邑严镇人，予侄孙可学师事③之。岁壬申，馆④于吾家化林书院。初秋中暑热，又兼饮食少伤，遂得腹痛下痢之证，赤多而白少，昼夜数十行。予知其素多火证，且恒病目，胗其脉洪大而数。此纯火也，急宜下之。遂重用黄芩、黄连、厚朴、枳壳、槟榔、山楂、当归尾、牡丹皮、赤芍药、大黄、芒硝，连下二次而愈。后用凉血清热之剂以调养，而目疾亦瘳。

文学潘公讳日徵，同邑岩镇人，予姻人⑤尚之之令侄也。壬申春，究心经史，致体弱而多汗，医以参、芪、归、术诸补药治之不效。夏初，同尚之诣予，予胗其脉虚而且浮。此表虚之证，法宜实表，则力专而效速，恐非一切泛补之所能治也。为用黄

---

① 亸（duǒ 朵）：下垂貌。
② 提挈（qiè 切）：用手提着。
③ 师事：拜某人为师或以师礼相待。
④ 馆：住，住宿。
⑤ 姻人：姻亲，亲戚。

芪建中汤，服十余剂而愈。

太学有伦家兄长女，适洪源洪氏数年而寡居。壬申春，病胸膈满闷，腹浮肿而胀大，形如痞块。至秋间，二便欠利，下部多寒。诸医先以破气清消治之不效，次以分利、健脾、顺气等药治之，皆不效，病危矣。逆予治，予胗其脉浮而微，重按无力。予曰：此忧郁气滞而成，今已成大虚之证，盖将成中满耳，此非一切脾胃药所能疗。至于腹内坚硬如痞块状，此虚痞也，又非消导药所宜，惟补命门相火以生脾土，斯为良法。遂照前四卷中治孔公子法，用加味金匮肾气丸而愈。其方并议论俱载其条下。

文学方公讳载明，同邑罗田人，其尊堂年七旬余，患咳嗽半载，饮食减少，身体①渐瘦，诸药罔效②。壬申夏，逆予治。胗其脉细而数，右寸更数，予曰：此血虚而有肺火，非苦寒、降气、清散③药所宜。遂用当归、白芍药、陈皮、贝母、麦门冬、枇杷叶去毛、蜜炙、桔梗、白茯苓、生甘草，初时有火少加黄芩。如此法养血清金，服一二十剂而愈。

文学吴公讳日熙，同邑岩镇人桥梓④皆予旧友。癸酉⑤季夏谒予，请⑥曰：熙去夏病痢客邸，迎诸医调治，时愈而时复，迄今一载矣。日苦腹痛下白垢，每日不减数行，体为之瘦，饮食减少，精神困倦殊甚。虽日服诸补药，而未见其有瘳。或又云脾虚须服参、术健脾药者，或又云元气下陷须服补中益气汤者，

---

① 体：天启抄本作"躯"。
② 罔效：天启抄本作"效罔"。
③ 散：天启抄本作"消"。
④ 桥梓：喻父子关系。又作"乔梓"。
⑤ 癸酉：明崇祯六年，即 1633 年。
⑥ 请：天启抄本作"谓"。

然皆不效，病已殆矣！又或谓脉时歇止，法在必危。公高明，能为我起之耶？予为胗，左脉虽微数而间有一止，右脉更甚。予曰：此邪未尽除而过用补剂之所致耳。且脾虽虚，然又非白术所宜用也。文学曰：饮食减少，日利数行。白术乃补脾之要药，今反云不宜，熙所未①达！予曰：塞而不通之谓痢。痢久脾虚，诚是矣！然白术虽补脾，而其性壅塞。倘痢不尽除而过用之，往往致成休息痢，缠绵岁月，轻者重而重者危。至于脉之暂止，亦缘脾胃阻塞以致结促之脉现，而非若代脉之为真脏气绝也。贵恙何忧乎不起？文学喜而问用药何宜，予曰：夫患痢者，其气必滞，久痢者其血受伤。治之者，必行其气之滞，而且和其血，再缓其下行，斯为治法之正理。遂主用加味芩芍汤：白芍药三钱，生甘草一钱五分，条黄芩一钱，枳壳五分，肉桂一分，服二剂。是日，下白垢愈多。予思积滞行矣，再可用调脾之药，乃用人参五分，白芍药一钱五分，山药一钱，白茯苓、白扁豆各八分，陈皮七分，甘草六分，厚朴五分，黄连四分，服七八剂而愈。文学问前方芩芍汤之理，予曰：白芍药，和血止痛药也，故用以为君。痢久下陷而邪气未尽除者，非升提之药所能效也，必也缓之以甘②，甘草味甘性缓，故用甘缓之药以为臣。病久则蓄郁而成火，条芩清肠胃火之要药也，枳壳破气下行，肉桂行血之滞，凡此三味皆为佐使。夫气行火降，肠胃通利，故下白愈多。下白愈多，则滞气行矣。滞气行则脾胃方可调补，故用补耳。文学称善。

礼部儒士允中侄孙，素性和平，心闲体逸，侨寓淮扬，年

---

① 未：天启抄本作"不"。

② 以甘：原无，据天启抄本补。

五旬有二。时壬申夏，偶遇拂意之事，兼之劳心，遂患心膈疼痛，饮食渐减，体为渐瘦。诸医以止痛等药治之不效，又见其形体羸弱，咸以参、芪诸补药补之不效。又有谓其肾虚，为用补肾之药者皆不效。癸酉夏，抵家即逆予治。予胗两寸关脉沉涩，两尺脉反虚浮而大。予曰：沉脉主郁。涩主血少，又主气滞。至于两尺虚浮，则属肾虚不足之证。虽然脉与证如此，以愚意度之，恐目下胸膈疼痛未除，补血补肾之药皆未可遽用也。如不解郁宽胸、顺气开胃进食，虽日服诸补药何为？遂用陈皮、茯苓、砂仁、甘草以开胃调脾，同贝母、香附、抚芎、苏子、萝卜子以解郁顺气。且恐其体弱，方中再加人参五分、大枣二枚。自六月初二日服起，服过十余剂，胸膈随宽，体气渐回，于是渐加补气血、滋肾元等药调养而愈。

予幼多血弱病，因志于医，稍知调摄。至三旬外，居京师日，在牛马走①中凡十余年，身体日劳，性不善饮，然兴颇豪，虽豪纵剧饮而神体益旺。至壬戌，居渝关幕府中三载，体虽逸，然苦劳心多郁，遂致胸膈多痰而咳嗽，勺酒不能入口矣。小便溲血，夜不得眠。日服养血清金固本之药，溲血虽瘳，而结痰迄今十余年未尽除。噫！郁之为害，中人深哉！昨，壬申季冬，痰嗽愈甚，昼夜吐稠痰无少休时，夜间喘嗽不能伏枕，大便时溏，饮食顿减，身体羸瘦，不任步履，脉虚弱而多歇止。予思证与脉皆危如此，纵日服养血清金固本之药，病不去而便溏日增，饮食益减，非治法也。意谓五行之理，惟土居中。人之有生，又全藉乎脾土以资养。李东垣脾胃一论，为医家王道。今病便溏，良繇郁思伤脾所致欤。白术为补脾止泻之要药，但多

---

① 牛马走：像牛马般供别人驱使。

喘嗽则又所不宜。然《内经》云：脾为肺之母。又云子能令母虚，又云虚则补其母。今久病痰嗽则肺虚矣，反累及脾土以成溏泻，此又子能令母虚之明验。非急补其母，又何治乎？如脾土旺则肺金安，肺金安则喘嗽自宁，白术固无妨于虚证之喘嗽也，遂加二钱于二陈汤中。然恐其性壅塞，加枳实五分，一消一补以健脾。再佐以桔梗六分，宽胸下气。心胸既宽，又何緣以致痰喘也？凡服三剂，而喘嗽安。癸酉正月，连服十二剂而便溏亦愈。此脾肺虚者，白术在所宜用。傥有实火，则当禁忌，医者不可不察也。因思治此等病，劳力非难，而劳心为难。劳心者，又唯以郁郁不得志为更难治。凡有疾病，以开郁养心为第一义。

吴季公讳必诚，同邑石岭人，予前所治泰阳孺人季子也。癸酉孟秋，其室人患血痢，昼夜百行，饮食绝不进口者七日，自谓必死，夫妻子母相向而泣。逆予治。胗其脉浮按似微，重按弦紧而数，予曰：此血热证也。季公云：室人六脉俱属阴，平时脉不大见，见即生病。今腹疼欲死，血痢昼夜无少休时，饮食绝不入口，病与证皆危如是，医谓虚之极矣。昨有用人参三五分入药者，又有求神得圣药用酒调服者，皆不效。又有云元气下陷，非补中益气不可救者。予闻而笑曰：嘻！此血热之证。失下故也，神则何知？古人不云信巫不信医者弗治乎？且内热用酒，是以火济火耳。至贼邪未去而先投补剂，何异以砒霜养生耶？以愚见视之，非急下不可。因主人心疑未定，权用赤芍药、当归尾、玄胡索、黄连、黄芩、枳壳、槟榔煎服，胸膈少宽，腹痛少止。次日，仍用前方，重用大黄，再少加肉桂一分，服之而愈。于是，季公修书谢曰：公之神术，举家感恩，合里称扬云。

侄孙媳谢氏，侄孙从可之妇也。年二旬有九，体素弱，日下白带甚多，身热而口常渴，恒服紫河车诸补剂。癸酉夏小产后，体益羸弱。九月初八夜，因邻人失火被惊，次日两胁气痛，四肢厥逆，牙关紧闭。胗脉两寸关俱微细欲绝，惟尺脉沉而不断。予曰：危哉此证，虚之极矣，急须大补。或以胁痛为疑，谓诸痛不宜补。予曰：治病有缓急经权。此值气绝之时，岂可时刻缓耶？虽有他证，以末治之，惟急补其正气。遂重用参、芪、归、术为主，佐以陈皮、香附、炙甘草，再加干姜一钱，附子五分煎熟，剔牙灌入。少间，腹有响声，气痛少舒，手足回阳。后除干姜，连服四剂，即前者身热口渴等证悉去而愈。客有问曰：胁痛用补剂而止，身热口渴投温药反能除，愿闻其理。予曰：胁痛者，气血虚弱而不能行其滞之所致，故用药大补其气血，再以附子禀雄健之资以行其滞而痛自止耳。体虚则热生，虚火泛上则致渴。此二者，今已重补。体既实矣，而火何繇以生？火不生，则体热自除。口渴虽属上焦，又非若实火之为害，不过虚火上炎所致。今用附子引火归原，则火不泛上，而无统上焦，又何渴之有？客喜而谢曰：聆公一言，胜读十年书矣！

乔侄孙长女年六龄，癸酉十月既望，忽不省人事，口不能言，但双手自拶①其指，遍体蒸热，两目直视，人以为极危之证。时其兄年九龄，在旁向予号泣云：幸救吾妹。友于②一念

---

① 拶（zǎn）：旧时酷刑的一种，以绳穿五根小木棍，套入手指用力紧收，称拶指，简称拶。

② 友于：指兄弟。《尚书·君陈》："惟孝友于兄弟。"后以"友于"代指"兄弟"。

真切若是，此可见真性出于孩提，而孟氏良知良能①之说不我欺也！视疾者，皆谓为急惊风证。予胗其脉则两手动摇，按其腹则遍肚膨胀。细询其起居，则咸自风寒而兼之伤食。予曰：是矣！若作急惊风主治，必以清心化痰、金石之药治之。如是则风不去而食不化，疾难疗矣。古云：医不执方，合宜而用。盖不语者，病属乎痰；腹胀者，全在乎气。兼用内伤外感之药，无如藿香正气散一方，遂与煎服。须臾吐出痰食，胸膈随宽，即能言语，但体热未除。次日，再用清凉疏风，兼化食化痰之药，二剂而愈。

安恒侄媳方氏，年二旬，癸酉十月二十四日感风寒。值予他往，迎去非弟治，以解表治之而效。越日，复冒风，再用解表又效。越二日，因伤食而复冒风寒，以致胸膈胀痛、身热头痛如故。予胗脉左寸弦紧而右关滑，此内伤外感证。况复之至再至三，古称为坏证，其为重证无疑矣！幸年少之人，体气犹旺，复为用紫苏、柴胡、半夏、黄芩、川芎、枳实、桔梗、山楂、甘草煎服，热少退而膈少宽，再剂复效。越四日，为十一月初二，因起坐，又复冒风寒，头痛，身体寒热往来，诸人以体虚为言。予曰：六脉多弦，仲景云柴胡证在以柴胡证治之，病虽危而尚不为逆，此之谓也。复用小柴胡汤而愈。

世洪家侄，素勤诵读。癸酉冬，因遇拂意事抱郁，复为豪饮，忽患疸证，两目及小便色黄如金，体为之瘦。胗其脉左寸关沉弦而数，右寸沉涩，两尺少大于寸关。予曰：此疸而兼郁证脉也。盖疸证虽五，惟女劳疸为虚。然皆属湿热，此一定之

---

① 良知良能：人所天赋的观念和本能。《孟子·尽心上》："人之所不学而能者，其良能也；所不虑而知者，其良知也。"

理也。若上脉则兼郁证耳，岂可胶柱鼓瑟而概治之哉？欲救其根源，必兼解郁。遂用越鞠丸作汤，倍用山栀，再加猪苓、泽泻、木通、赤茯苓、黄柏、茵陈，服四剂后小便黄色渐减。上方去木通，再服十余剂，两目黄色亦逐日渐退而愈。予戒其再勿豪饮，恐病新愈时，酒乃助湿热之品。不可令其再犯，慎之慎之！

附　验　方

予同友人游郊外，憩野寺，值一村人，年可三十许，亦至寺。忽卒倒，不省人事，四肢厥冷。予为诊脉，六部皆未有绝脉，但微微沉而已。郊外无有药饵，从僧觅沉檀牙香，共得一二两，碎剉煎汤，剔牙灌入，须臾吐痰，汗出而愈。人问其故，予曰：此中恶证也，一名尸厥。体弱之人，感异气所致。诸香通气之品，气通则痰行，又能辟邪，故用之效也。

一人霍乱，吐泻不止，用食盐净锅炒极热绢袋重包，令病人仰卧，将盐袋放脐上。净盐锅入水一碗煎滚，候极冷饮下，至脐时即愈。脐内寒热合，而阴阳和矣。嗣后，如此治人皆有效。

三伏时，途遇一人中暑热，倒于路。同行者彷徨，呼之不应，以为死矣。予诊其脉未绝。同行者欲灌以凉水，急止之。令移于柳阴下仰卧，取路傍土，水和成泥，绕脐周围如作堤状，中空，径三四寸，令众人溺其中。少顷，浸入而活。众问曰：热宜凉解，不用凉水而渍之以尿，其故若何？予曰：冻死不宜火烘，热死不宜水灌，恐其寒热相搏，相搏者立毙。尿性本寒，初出之时其气稍温，籍其温气能浸入脐中，渐复本性，能退其暑热也。众曰：冻死不宜火烘，宜何治？曰：宜身裹厚衣，灌以热汤可活。不宜火者，亦恐其相搏也。

一人受刑杖后，两人舁①之至中途，疼痛，昏沉，不能言语，将危矣。予值之，卒无药，恐其热血冲心，急令灌以童便，立愈。童便性寒，解热且行瘀血故也。

---

① 舁（yú 余）：抬。

一商在旅舍中痰，不省人事，而脉不绝。令白矾研末，淡姜汤灌下而愈。矾性咸，咸能软坚，所以能化顽痰也。孙真人名之曰带头丹。

边塞外，值一人饱食后恶寒发热，腹痛。诊其气口脉盛，用盐汤探吐，出饮食而愈。人问：伤食无药，用吐法善矣。发热恶寒，系外感证，何以俱效？予曰：吐中即有发散之义。仲景有四证似伤寒。此食积证，亦发热恶寒，但头不疼，所以食出即愈。

夏月，一人服砒霜，举室惊惶无措。其邻有杂货铺，令买黑铅，教磨新汲井水，渐磨渐灌。大泻，出毒气而愈。砒性极热，久则腐烂肠胃，况夏月乎？铅性解毒，体重善坠，用凉水解热，然必多饮方致下泻也。

上七证，适值无药，皆用意治。然医者意也，即有药时，亦在用意而已矣。

初生小儿脐风噤口最为难治，缘在胎中受惊恐，盖痰之为害也。用巴豆一粒不去油，研烂，透明雄黄一钱研末，二味和匀，盛以磁罐，每用三五厘，新汲井水调服，下喉觉胸腹中有响声，大便下痰即愈。此方屡用俱效，曾治马康庄太史公子亦立[1]愈。

稀痘方：用生儿落下脐带水洗净，新瓦焙干，研末，重若干、加辰砂末重亦若干和匀。每日将砂糖水调一二匙。尽一月内服完，最能稀痘。

又方：用黑豆、菉豆、赤豆三味，少加甘草煎汤，当茶饮。此方极简便。

口中一切牙疳称难治，而走马疳更难言，其伤人迅速如奔马也。采鲜酸梅草捣汁熬膏约一酒盏，入胆矾研极细末一分，用

---

① 立：天启抄本作"即"。

鸡翎搽患处，吐痰涎，即刻效。牙疼亦验。

虫牙：用花椒数颗，打碎入患牙内，再以鲜薄荷掩之无鲜者用干者，水湿，咬牙，其疼立止。

喉咙疼痛：用儿茶一钱，硼砂一钱，冰片一分，共研末，吹上即止。

喉舌疳方：毋论杨梅疮后皆效。山豆根、硼砂各五钱，川黄柏三钱，黄连、青黛各二①钱，白僵蚕一钱五分，冰片六分，共研为细末，吹患处。再用煎药：土茯苓一两，白藓皮、金银花、荆芥穗、薏苡仁、木通、薄荷、当归尾、防风各一钱，水二碗，煎一碗。忌鸡、鱼一切发物。

鼻赤方：山栀打碎，微炒，研末，黄蜡化开为丸，小菉豆大，每日食后半饥或临卧，滚水送下四五十丸。

治疟：用实心鸡心槟榔一个重一钱，外加常山一钱五分，金银花八分，白术、白茯苓量人虚实加用，无灰白酒一碗，炭火煎，将滚未滚，初微起泡时即取起，碗盛，露一宿。临发日五更，再不可见火，将药碗坐滚水中候温，面东服即效。治疟方无如此妙者，然全在煎药火候，一大滚即不效，而且令人作吐。

治痢：用巴豆四十九粒去油，胡椒四十九粒，胡黄连一两同椒研末，再入巴霜拌匀。端阳午时，用无油角黍尖烂捣为丸，黍米大，每服七粒。赤痢，甘草汤下；白痢，淡姜汤下。妙不可言。夏月多吃生冷病者，更效。痢者，不通利之谓。巴豆，其性有毒，用以毒攻毒。毒行则痢止，可见古人用法之妙。

治夏月水泻方：川黄连半斤切，酒炒，吴茱萸去枝梗四两姜汁炒，百药煎一两二钱炒，共为末，老米糊为丸，梧桐子大。每服

---

① 二：天启抄本作"三"。

一钱五分，米饮送下。如无百药煎，用炒五倍子代之。

皂矾不拘多少，入瓦罐内，用黄泥盐封固，炭火煅三大柱香，候内矾红透，取起听用。凡人病脾胃不和、积聚、黄胖等证，将此矾二三两，入平胃散一料米糊为丸，菉豆大，每服六七十丸，滚水下，大有效验。然煅矾必红透方验。此吴北阳侍御所传也，予治实证用之，若脾虚亦宜斟酌。

痞块方：用白芥子一两微炒，研末，麝香一分，珍珠入豆腐中蒸熟三分研末，三味同拌匀。男人用生女之乳，女人用生男之乳调敷患处，其疼不可忍，必要忍耐。一柱香，腹中响，有痰积从大便下，忌食盐、生冷荤腥一月。倘病重未愈，再敷一次，未有不效。此锦衣荫堂周公方也。

小儿四五岁不能言语：赤小豆研末，酒调，傅舌下，二三次即效。孙真人方。

治火眼烂眼弦一切眼胞外之疾：用小红枣二个去核，入明矾装满，湿纸包裹，火煨①，候矾化去纸，同生黄连一钱，水一钟，煎半钟，去渣，澄清。将薄绵纸浮药水上，取纸上清水洗，每洗一次必易一纸。

予在杭州，闻吴心葵有难产方。后传只用平胃散一服，酒与童便各半煎服。产门骨不开者，加川芎二钱；如子死腹中，再加朴硝二三钱，其胎立下，或化而出。子死腹中者，产妇舌黑、口如粪臭者是也。如舌赤不黑，其胎犹②生，不可轻加朴硝。人当识此，勿误也。此方治肥壮气实妇人，屡有效验。若虚弱者，予皆不用。何以故？气实者，气滞不行，平胃散平其

---

① 煨：天启抄本作"煅"。
② 犹：天启抄本作"由"。

敦阜之气，故易产耳。至于子死腹中，在所必用。古方亦有载者。

又方：雄鼠肾一对，乳香二钱，同烂研，为二丸。临用①时，将当归、川芎各二钱煎服，立产。男左女右，手握出②其鼠割其肾，放生去更验。

王兄少年，因纵色欲成血淋，已变砂淋，久则窍塞，龟头旁数孔，大如针尖，出血，疼不可忍，数欲自尽。其父无可奈何，昼夜使人看守。忽遇抄化③道士，教取阴湿地无壳蜒蚰一二十条捣，新汲井水加蜜服，溺立通，淋止。

一人梦遗数年，服山茱萸、山药、枸杞、知、柏、芡实、莲花须、金樱膏、龙骨、参、术皆不效，颜色憔悴、面黄足冷。诊脉两尺微细，乃虚寒所致。用韭菜子酒浸，阴干，瓦器微炒，酒打米糊为丸，菉豆大，朱砂为衣，空心酒下五七十丸，半月全愈。韭子，暖肾涩精之神品。葫芦巴，即番韭子也。后治妇人子宫冷及白带，皆效。

又有人遗精久而诸药不效，用干荷叶研末，空心酒调服三钱，二三次即愈。此去非弟常用效者。

丁巳春，予在永宁县汪令君署中。适城内一武弁④怒娈童⑤，利刀伤十数处，人咸谓必死。令君先任云南，携有芦，急令嚼烂敷疮口，初时甚辣，即血止肉合。诚仙方也。芦叶，乃滇人同槟榔食者。此单用芦，不用叶。

---

① 用：此字漫漶，据天启抄本补。
② 出：疑为"住"之误。
③ 抄化：募化，化缘。
④ 武弁（biàn 变）：武官。
⑤ 娈童：供玩弄的美貌男孩。

跌打神方：垂死者皆可活。用土鳖十个烧酒浸死，新瓦烙干，乳香、没药俱用箬炙，去油、朱砂、雄黄各一钱，麝香三分临时入，共为末，酒调下一分，重者二分。

膈噎之证，古称难治。此方曾治，有效用。赤茯苓一两二钱，木香不见火八钱，共为末，用陈年糯米煮粥，加末药二分在内，即食得下。又用猪肺，亦将药末二分在肺管内煮食，一连用五六十个。戒盐一百二十日，酒色恼怒数年莫犯，犯而病复者不效。

一人患头风疼痛，百药罔效。以至高之处，药力难到，予用大川芎、香白芷等分研末，捣黄牛脑为丸，半饥时滚水送下五七十丸，甚效。后将此二药入牛脑煮，连汤食亦效。

瘰疬方：何首乌四两黑豆汁制，白术二两泔水浸，陈壁土拌炒，苍术二两，蒲公英一两五钱，半夏曲、牡蛎烧红、童便淬、青皮麦麸拌炒、萝卜子炒各一两，连翘七钱酒炒，共为末，清水丸，菉豆大，每日临卧时滚水送下二钱，忌圆眼①及一切发物。

灵药方：专治一切肿毒并瘰疬等疮。牙硝四两，将二两烧酒炒过，先入罐底，将二两同后药拌匀：明矾、皂矾各四两俱用烧酒炒，朱砂三两，水银一两，雄黄三钱。用阳呈罐②先将前烧酒炒过二两牙硝铺罐底，次将未制牙硝同前五味药和匀入罐内，上用铁灯盏盖，铁线紧缚，外用盐泥铁屎③封固，下用一铁圈，三只脚安罐在上。四面用砖八块护，按八卦以代八卦炉，上铁灯盏不可放水，但将水笔滴水时时润之。火候约三柱安息香，先武后文火，至次日取出灵药，净指搓。仍取下水银一两四五钱，净灵药

---

① 圆眼：龙眼肉。

② 阳呈罐：即"阳城罐"。用于炼制硫磺的陶罐，因山西阳城所产者质佳而得名。

③ 铁屎：生铁落，铁屑。

一方，约有七八钱。凡肿毒，用矾过绵纸搓成条，入肿毒内，以痛为止。进一分则纸上有一分之脓，取出纸条，醮药末，再插入肿毒内，剪去余纸，用膏药贴之。次日，虽至恶肿毒结核亦化为脓水矣。其它灵药方因有盐，皆疼。此方妙在不疼。

癣虽小疾，最难断根，以其内多虫也。将灯草缚成小束，向癣上来往摩擦，到极痒处，其虫皆钻入灯草内，如此数十次可断根。擦过灯草入水浸之，癣虫可见。

妇人乳中结核：用金银花一钱五分，当归、川芎、青橘叶如无橘叶，用青皮代之、皂角刺各一钱，穿山甲炒七分，石膏火煅、人参、瓜蒌子炒、乳香、没药、王不留行、鹿角炒，为末各五分，木香二分。水煎熟，入酒服，立效。此魏道冲太史方也。

风湿疼痛膏药方：川乌、草乌、踯躅花各半斤，壮年头发四两，麻油三斤，熬以发化尽，乘热滤去渣，再加透明净松香九斤，徐徐而下，滴水成珠为度。倾入水盘内，以手拔之，从黑渐拔至黄白色为佳。凡贴时，先用生姜擦开皮肤毫孔，如揭时有水流出，切忌风入。冬月，用温水拔之。

血疯疮并脚上一切顽虫疮方：明矾一斤置干净锅烙枯，每方用制过者十两，皂矾半斤用苏州酒瓶盛，以泥封口，火炼半日，开视带红色取出，每方用制过者二两，大枫子肉、天麻肉、甘草、黄柏各五钱俱用火炒黑色为末，苍术、厚朴、苦参、雄黄各一两，乳香、没药俱箬炙、去油、黄丹各五钱，轻粉二钱，熊胆一钱，冰片五分，麝香三分，共为极细末，重罗过，磁瓶盛，用松油渐调渐用。取松油法：采松油节，每一次约五六斤，破碎如指尖大，用水缸①一只，内用铜盘一个，以水浸盘底与缸平，铜盘上用米筛一个，将松节堆如尖塔在筛上，

---

① 缸：原作"碙"，据文义改。

外面用稻草灰将松节盖密，尖顶上置一火。倘松节有烟出，速将灰全盖，无令烟大出，则下即无油矣。须令人看守，候松节烧过筛，亦不坏，取油磁瓶收贮，用纸密封，勿使失气。傅药之先，用槐叶无叶时，槐条代同花椒、葱、艾煎水洗，拭干方傅药。外用绵纸包足，外又将布带紧缚。二日方开，再洗再傅。虽患十年之疮，不数次即愈。

流火之病甚奇，身体手足或东西①忽痛。此方传于方士，用之甚有效：当归、川芎、白芍药、生地黄、木瓜、牛膝、陈皮、茯苓、知母、柴胡、黄芩、白术各一钱。再另将苍术片、白术、黄柏各等分，入童便煮，三炷香取起，晒干，共为粗末。临煎前药时，再入此末三钱在内同煎。痛甚不过三四剂。

汤火伤：用活虾蟆麻油煎老黄色，将成炭状取起研末敷患处，即止疼，且无疤痕。

郑心桥在汝南患痔，脱肛长出寸余，疼痛不能坐卧。治，百方不效。一人教用葱白，净锅炒熟，重绢包裹，令热气熏患处。候稍冷，坐葱白上，冷则易之。如此数遍，肛即收入，后常用有效。盖葱白能通阳明经也。

又：洗痔，单用大黄一味煎汤，先熏后洗，有风痒者再加荆芥，极为简便。

痔漏方：用大雄猪肚一个不见水，拭净，入大虾蟆三只在内，绕紧，装在瓦罐内，外用盐泥封固，灰火煨三日，取出研末。每日，空心滚水调服二钱，重者再修一方。

肾囊痒：吴茱萸一两，地骨皮二两，煎水洗。

阴毛生虱，世无良方，槟榔煎水频洗能除。

一友人生便毒，畏针灸。予用全蝎去头足，水洗，去盐，将核

① 东西：位置不定。

桃去肉，入蝎装满，火煅存性，研末，酒调服，微取汗，立愈。

又方：用鲜山药同生蜜捣敷，初起立消。

又方：明羊角尖刬三钱，火烙，研末，酒调服。

下疳方：珍珠五分用面包，入灰火煨，熟为度，轻粉五分，男人指甲灰三分忌用女人，黄丹三分，灯草二两，黄柏二两，浓煎汤。将灯草浸透，汤尽晒干，烧灰存性三分。红羯子灰三分，青布灰三分，共和匀，收贮。梅花冰片三厘研末，临时加入。如剥皮多脓流血水者，名蜡烛疳，先用青草洲上青鹅屎将瓦封固，火炼白色，敷上，脓血水即止。倘脓水多者，药亦不能停留，将红胭脂做膏药贴，免使水流。候水干，仍用前药收口。此神验之方。

杨梅疮初起，宜发散。用去芦留节麻黄、川芎、去刺白蒺藜、去头足蝉退①、威灵仙各三钱，羊肉一斤半，煮汤约六碗。将四碗煎上五味药至二碗，次将汤二碗煎药渣至一碗服，俱盖被出汗，其疮出血斑即愈。

若发背，从古称危证，有桃柳汤治之，可称神效。其法：用水边似柳，矮而干红，叶大如②桃者，南方一名水杨柳，取枝叶，水洗烂捣绞汁，置地下黄土坎③内。其坑宜筑坚固，毋使渗漏。病人所患之处，安一棉圈，对坎仰卧其上。虽痛楚呻吟不得眠者，立能安睡。身体烦热者，亦觉浸浸凉入肺肝矣。候醒时欲起，亦必须久卧。其脓毒恶物俱拔下坎中，徐用膏药贴而愈。

风狗④咬方：用连毛虎皮刬碎三钱，蕲艾三钱，麝香一分，好醋煎服，覆被取汗立愈。

---

① 蝉退：蝉蜕。
② 如：天启抄本作"似"。
③ 坎：天启抄本作"坑"。
④ 风狗：疯狗。

跌伤止痛方：用疏布一方，上厚铺连根葱，将新砖烧红放葱上紧包，久熨患处，其痛立止。

乳痈方：用威灵仙一两，白芷四钱五分，羌活四钱，柴胡二钱，酒一碗煎服。随服胡芦巴末①药三钱，亦酒调下，服后偃卧一二时。然煎药只服三剂，三剂之后，即未愈，亦不必服。惟日服酒调胡芦巴末三钱。若已破未即收口者，以真轻粉填满其口，再日服胡芦巴末药，数日即收口。

鸡蛋壳，微物②也，单用可治二大疾。甲戌③夏，予至海虞谒宗伯钱公，座中有少年苍头④侍侧。公曰：此仆近生肿毒，有一医教用鲜鸡蛋，一头开窍，去其中黄白，将空壳窍合在患处近肉周围，仍用水调白面封之，勿使泄气。上用艾火灸之，候其毒痛灸至不痛，不痛灸至痛为止。倘壳损坏，再易一枚，立愈。又，小儿患痘毒，取哺⑤过鸡之蛋壳，研极细末，芝麻油调搽，亦神方也。

冬月手足冻裂：取田间新生大麦苗，连根拔起，煎汤洗之，立愈。

臁疮方：取净松香水，熬，去其中一切杂物，入冷水候凝结。以净为贵，如不净，照依上法再制，必以净为度。松香六钱为末，同银珠四钱调匀，随所用多少，取新鲜生猪油捣成隔纸膏。先用葱、椒水洗患处，再将隔纸膏钻孔贴之。治臁疮方法最多，无如此药屡试屡验。

---

① 末：原作"未"，据文义改。
② 微物：天启抄本作"物微"。
③ 甲戌：明崇祯七年，即 1634 年。
④ 苍头：奴仆。
⑤ 哺：母鸡孵卵。

世人患痰证者，凡在膈上，法宜吐之。但恐吐药太迅，有伤胃气，以致时医不敢轻用吐法。若平和自然而出，无如酸梅草一方。其草春月生于田间，其叶小而碧绿色，其味酸，今之银工恒用是也。将叶连苗采来，水洗净，晒干，研细末，醋调。用新羊毛笔醮药，搽舌根之上，能吐胃膈之痰①。如左胁有痰，药搽舌根之左傍，右亦如之。倘痰在背，则药又宜搽对舌根之上腭也。凡搽药时，痰随而出。此方能除年深膏肓之痰，可以频用，妙在不伤胃气。

止汗妙方：用糯米一撮，炒带黑色，放在地上少顷，退火气，再用浮小麦一大撮，同煎汤，温服之。一切诸汗，无不立止。

遗溺方：用肥小红枣三十个，升麻五钱，用水煮干，去升麻，空心作一次服，立效。小儿减半。如未效，再进一服。

挫闪腰疼等证简便方：油核桃肉数个，掐碎如丸药大，用酒吞，立愈。

明目丸：怀庆生地黄一斤，川椒去目，炒出微汗半斤，羚羊角剉极细末二两，炼蜜为丸，菉豆大，每日空心滚水送下七八十丸。是方，治久远目疾更效。此何以故？大都世人治目疾，恒用寒凉，今反以椒之辛温而去翳障，此所以速效也。

又洗一切风眼火眼方：陕西青盐或三五钱，用烧酒煎洗，效。

痔疮方：晚蚕砂不拘多少炒香为度，研末，空心淡酒调服三钱，立效。如用醇酒，则效反不速。此方又能治肠风下血，治痔，若此方可称简便矣。至如痔漏，则前所载煅猪肚虾蟆方更有奇效也。

---

① 痰：此字漫漶，据天启抄本补。

校注后记

　　此书虽名医案，然其内容分为医论、医案、医方三部分。首载医论八篇，即原道、原脉、审证、聆音、辩味、奇正、贵简、博约，概要叙述了程氏临证心法，其论旁征博引，提纲挈领，论理深刻，且文辞优美，生动感人。医按卷一至卷六为全书主体部分，载录程氏治疗内科、外科、妇科、儿科、五官科等病证验案 215 则，叙案详细，病因病机分析颇有见地，治法多样，针药并用，疗效卓著，程氏精湛的医术和深厚的文化造诣由此可见一斑。书末附验方 56 首。

　　该书现存 5 个版本，即明天启五年乙丑（1625）方道大刻本（附验方一卷）、明天启抄本、清乾隆二十四年己卯（1759）柴国琏抄本、日本抄本及藏于苏州市中医医院图书馆的抄本。本次整理，我们以明天启五年乙丑方道大刻本为底本，以明天启抄本为校本。通过认真地整理与研究，我们认为《程原仲医案》是医案著作中的上乘之作，具有如下学术特征。

一、有论有案，案前置论，相互印证

　　《程原仲医案》虽是一部医案著作，但置"原道、原脉、审证、聆音、辩味、奇正、贵简、博约"八篇医论于卷首，可谓医道之提纲、临证之指南。

　　全书首言"原道"，提出医者须"深造达理"，认为"知其补者补之，知其泻者泻之，医之能事毕矣"，"又在随时而变通"。指出"夫医者依也，依人性情也，依人寒热也，依人虚实也，依人土宜也。医之为道，全在依人，最患执己见也"。此种认识，颇得中医辨人、辨病、辨证、辨相关因素之精髓，非老于医者不可得之。"原脉"指出"人长则脉长，人短则脉短，人强则脉强，人弱则脉弱，人肥则脉沉，人瘦则脉浮，性急则脉急，性缓则脉缓，此一定之理也"，"中和则吉，不及、欠顺、太过为殃"。说明脉象变化与人的高矮、胖瘦、性情、体质都有密切关系，辨脉关键在于辨吉凶。"审证"则强调"医之治疾，证与脉而已矣。证以识外，脉以调中，二竖其何以逃?""治疾在于脉与证，治疾之愈殆速迟"，而对此则"智者识之，愚者昧之"。"聆音"认为"闻而知之者，其可不谓之圣耶"，聆音可断吉凶，"音者，金之主也，肺之属也。肺主气，盖人之有生，全在于气"，进而指出"九气通九窍，血脉周五脏，音应十二钟"。"辩味"认为"医之用药，如将之用军。……药虽有千百种之繁，然不出乎五味之治"，强调五味入五脏，用药在于"顺其性为生，逆其性则伤"，"益不足而损有余"。"奇正"指出"知奇正则又以言医矣"，"病虽有林林总总之繁，然不外乎奇正之理"，"正，有所定见；奇，则又因时而变通焉"。"贵简"强调制方贵简而求效速。"博约"则强调为医者既要博极医源，又要深求精奥，"愚意谓博之所以为海，而约之所以为舟也"。

程氏的这些医学观点及心得体会，颇为重要，又具特色。其后临床各科医案相互印证，相得益彰，充分体现了程氏中医理论功底扎实，临证思维严谨，用理论指导临床的治学精神。

二、医理精深，精于辨证，疗效卓著

程氏医理精深，临证常多精思妙悟，识病常能切中病机，辨证施治，故疗效卓著。如"姜二酉，太学张公亲也。身短而体肥，六月患伤寒，头疼发热，恶风，身体多汗，神倦气喘，脉虚浮无力。用补中益气汤，倍柴胡，加川芎、羌活、防风、葱白，服后诸证顿减；再用前方，去羌活、防风、葱白，服六七剂全愈"。

又如暑热病目案，患者受暑热病目，服寒凉清火药二十余剂，目赤不退肿痛更增。程氏能思及此乃过服寒凉之冰伏凝滞之故，仅用防己、白芍药、生甘草三味药二剂而瘳。又如壬子京师虾蟆瘟疫案，众医皆以"冬不藏精，春必病瘟"之古训为依据而言虾蟆瘟为体虚所致，宜补虚，而程氏则从临证所治所悟而指出虾蟆瘟起于风热上炎，少阳、三焦、相火主之，治以驱风热，惟用轻扬清上之药退其上焦无根之火，禁忌补、汗、下三法。此等思悟皆程氏"精究医理，知常达变"，临证变通之所得。症得以理，理合于道，岂有效不著乎？诸多案中，一二剂瘳者，比比皆是。

再如"户部员外王公讳国宾，庄平人艰于嗣，多内人，大便下血数年，面纯黄色。予诊两手脉，多浮大无力，肾经虚弱。询其所用药，皆脏连丸并一切凉血之方。予曰：公脉虚，服寒凉太过，非所以养生广荫嗣法也。公曰：吾体颇健，所苦者下血耳。血不凉，何由而止？如补养能止血则可，否则非所愿也。予立方用生熟地黄、山萸肉、枸杞、当归身、续断、杜仲、阿胶、丹参、牡丹皮、山药、乌梅去核，蒸烂捣，同炼蜜为丸。公问：用乌梅之故？予曰：血下久则涣散无统。乌梅味酸，酸以收之，如今人染红用红花，非此不得颜色。服之顿愈。后照此方治数人，皆大有效验"。

而"工部司务刘公讳一鳌，雄县人，癸丑年仲秋，因同雄邑令君具茨王公赴席，坐间谈及医理之精微。刘公言其兄患大便下血数年，诸医药用过数百剂不效，且不任步履，不能下床。予以前方告之，因言其血热之证未除，去续断、杜仲、阿胶、熟地，再少加槐花、炒黄连，服之亦愈"。

程氏精于辨证，常能思辨细微之妙，又常被众医所不解，而程氏常能力排众议，以救病家于危笃。如吴泰阳孺人案，本因产多大便下血不止，当以补气摄血而养血为治，医则投以涩剂，致便秘不通，又复用巴豆丸通其便秘，而致饮食不进，面颊微红，口舌生疮，腰以下其冷如冰，日拥炉火，然诸医以为阴虚肺热之证，投以养血滋阴清肺之品，却致胸膈否塞不通日甚。程氏则一语见地"上下不交，孤阳发越之证，宜桂附引阳下行，直至至阴之地，再重用升提药以提其清气"，危笃之疾，服程氏之药，果瘥。

三、重视脉诊，精通脉理，以脉测证

程氏重视脉诊，精通脉理，医案中多以诊脉置于最前，以脉测证，知疾病之虚实寒热，甚或断病家之吉凶顺逆。

如"太仆耿公讳鸣雷，新城人夫人，体厚多子，患头疼，昼夜不眠，体忽瘦。诸医有因不眠用养心血药者，又有因体瘦而用参芪补者，皆不效。公之侄婿蒋公，为上林簿，邀予往治。诊六脉皆弦滑而有力，右寸关脉滑更甚。予曰：脉滑者多痰。且脉皆弦滑而有力，宜清而不宜补也。诸公子咸请曰：吾母如此疼痛，昼夜不得眠者数月矣，今体瘦羸弱已甚，恐非清消燥痰药所宜。予曰：昔肥今瘦者，亦痰证也。体瘦者非病弱而体瘦也，乃日夜头疼所致；不眠者非心血虚而不眠也，昼夜痛甚，何由而眠？但宜大用消痰之药，去其头疼，而诸病自愈矣。遂重用南星、半夏为君，再佐以陈皮、川芎、蔓荆子、酒炒黄芩、防风、荆芥、藁本、白芷、茯苓、枳壳、甘草之药，服十余剂而愈"。

又如谏议公夫人患下痢案，以"六脉洪滑"断为"痰证也，非痢也"。又如孝廉晏公案，以"诊左寸脉紧未退，两关弦数"断为"此外感证也"。又户部郎中武程张公家监案，以

"诊左脉寸紧关弦，右寸关俱滑，两尺沉而有力"断"此怒火兼风痰之证"，此皆以脉测证也。侍御泰符潘公小婢案，以"诊六脉沉而散，且两尺脉更微细，三五来一歇止"断"不可为矣"而潘之婢即死于是夜。又太史康庄马公岳母病案，"似中风之状，人事不醒，但闻鼾呼声，左右惊惶。诊之两寸脉弦，右关洪滑"断"无妨。此证似中非真中也"，治宜疏风豁痰清火为主。将药剔牙灌入。诘晨，复逆予，则知夜半苏矣。后用清痰降火药，调养而愈。此皆以脉知吉凶顺逆也。

对于危重难病，程氏特别重视脉诊。如符卿归公夫人妊娠痢疾案，"腰疼、腹痛，病在危急"，诸医皆谓"安胎则痢愈重，治痢则胎难全"，袖手无策，程氏"诊脉数滑，重按无力"，妙用仲景黄连阿胶汤三四剂，即痢愈。不仅救患者于危笃，又固胎完好，"徐徐再进补养药，后三月举子"。程氏精湛的诊疗技术，由此可见一斑。

四、善用针灸，选穴精当，间以外治

程氏临床不仅精于内治，亦长于针灸及外治之法。尤其是其选穴精当，疗效神奇，堪为一绝。《程原仲医案》中不少针灸及外治案例。如"大将军尤公讳世禄，榆林人世将之家，人物魁梧多膂力，年三旬，气豪举善哺咮。癸亥岁，任渝关夏间患病如旧，但食下逾时即大吐，并痰涎而出，诸药不效。时孙阁部视师关门，为国家怜才忧形于色，令其中军参将王公再拜逆予往治。谓予曰：呕吐、翻胃、膈噎诸治法尽用矣，诸医技亦穷矣，病不减而日反增，甚至畏闻药味，闻之即呕，且左手不任屈伸。予胗脉沉实而滑，非不起之证，惟针灸可疗耳。公从予言，遂为刺左手内关、曲池，仍灸左手内关、左足三里等穴。当针灸时，公颜色谈笑自若，针灸甫毕而膈宽吐止。公喜甚。

谓予曰：公术诚不让华陀矣！予正襟揖曰：劣技何敢方元化，特公之豪气，实可并关公耳！"

又如侍御公子栗仲太学牙疼案，"一日用药至七剂，其痛愈甚，两昼夜不眠"，程氏"取合谷穴，泻之周时"，"随即思寝，寝后如失"。又如其家侄云翼文学"患胸膈不宽而痛，凡食必呕吐出米粒，百药罔效"，程氏以泻法刺左手内关，则"其病如失"。

再如其家仆社礼"中阴寒，少腹痛极几死"，"为取丹田穴灸之"，十五壮乃愈。程氏亦感叹"嗟乎！寒之中人深也，即用热药如姜附，亦未见速效，艾火之功神矣哉！"

程氏外治之法亦颇有效验。如"余成庵二令孙患头疮，其黄水流下，即沿生渐至眉耳，一竟天，一甚危困。予令将黄连末五钱，真轻粉末三钱，用麻油调糊瓦器上，务要稀稠得所。将瓦器反覆，下烧艾叶缓缓熏之，使遍老黄色，其色亦不宜太黑，放地上出火毒。次日，再加研冰片末二分，加油调搽，三日全愈。此方治诸人皆效"。如此案例，生动感人，疗效显著，充分体现出程氏临证经验丰富，具有较强的借鉴性。

五、案中医话，告诫医患，颇为精辟

《程原仲医案》常常融医话于医案之中，医话与医案相结合，更能使医学理论与实践相结合，体现其医学心悟。其中不少医话为告诫同道而言，亦有一些医话为嘱咐患者而言，生动感人，颇为精辟。

如"绍美家兄己亥岁隆冬患头疼、项强、发热、口渴、恶寒、无汗等证，脉洪大。用九味羌活、十神二汤，皆不效。发热烦燥愈甚，予欲用石膏清凉之剂，时值大雪，人以寒冷时令为言。予曰：从证也。用柴胡、羌活、干葛、白芷、白芍、黄芩、黄连、川芎、甘草，倍用石膏，汗出、热退、身凉。明岁三伏时，偶溪行遇微雨，冒风不爽，小腹痛，自以为内伤饮食、外感风邪所致。诊脉极沉细，予曰：此中寒危急证也，非附子不可救。用附子理中汤而痊。起而谢曰：古人云必先岁气，毋伐天和。今寒月用寒，热月用热，犯古人之忌，超众人之见，弟于医始究心也，即洞达妙理若此乎？予曰：医之为道，毋似矮子观场，毋随波逐流，贵在审证识脉，弟究心者此耳，非有他长也"。程氏案后此等医话，形象而生动地道破了为医之道的精髓。

一长班发背案，"红肿疼痛，号呼声闻四邻"，程氏"为取膝腕委中穴，针入七分，全用泻法，出紫黑血，肿毒立消而愈"。后强调指出"针家刺不宜出血，惟肿毒要须出血，当识此也"，确为经验之谈。

程氏明言"予幼多血弱病，因志于医，稍知调摄"。因而在其医案之中，常常告诫患者注意生活调摄。

如"世洪家侄，素勤咏读。癸酉冬，因遇拂意事抱郁，复为豪饮，忽患疸证。两目及小便色黄如金，体为之瘦。胗其脉左寸关沉弦而数，右寸沉涩，两尺少大于寸关。予曰：此疸而兼郁证脉也。盖疸证虽五，惟女劳疸为虚，然皆属湿热，此一定之理也。若上脉则兼郁证耳，岂可胶柱鼓瑟而概治之哉。欲救其根源，必兼解郁。遂用越鞠丸作汤，倍用山栀，再加猪苓、泽泻、木通、赤茯苓、黄柏、茵陈，服四剂后小便黄色渐减。上方去木通，再服十余剂，两目黄色亦逐日渐退而愈。予戒其再勿豪饮，恐病新愈时，酒乃助湿热之品，不可令其再犯。慎之！慎之！"强调豪饮嗜酒乃黄疸之大忌。

如对一"劳心多郁，遂致胸膈多痰而咳嗽"，"大便时溏，饮食顿减，身体羸瘦不任步履，脉虚弱而多歇止"，"予思证与脉皆危。如此纵日服养血清金固本之药，病不去而便溏日增，饮食益减，非治法也。意谓五行之理，惟土居中。人之有生，又全藉乎脾土以资养。李东垣脾胃一论，为医家王道。今病便溏，良由郁思伤脾所致欤。白术为补脾止泻之要药，但多喘嗽则又所不宜。然《内经》云：脾为肺之母，又云子能令母虚，又云虚则补其母。今久病痰嗽则肺虚矣，反累及脾土以成溏泻，此又子能令母虚之明验，非急补其母，又何治乎？如脾土旺则肺金安，肺金安则喘嗽自宁。白术固无妨于虚证之喘嗽也，遂加二钱于二陈汤中，然恐其性壅塞，加枳实五分，一消一补以健脾。再佐以桔梗六分，宽胸下气，心胸既宽又何由以致痰喘也，凡服三剂而喘嗽安。癸酉正月连服十二剂而便溏亦愈。此脾肺虚者，白术在所宜用。倘有实火，则当禁忌，医者不可不察也。因思治此等病，劳力非难，而劳心为难。劳心者，又唯以郁郁不得志为更难治。凡有疾病以开郁养心为第一义"。

再如李司理脾虚案前，程氏则指出"夫病最宜耐心调养，性急甚害事。如炼丹要火候到，少怀欲速之心，则宋人揠苗之谓也"。强调慢性病要耐心调养，坚持守方守药，不可操之过急，欲速则不达。

六、单方验方，附于书末，切于实用

俗话说"单方奇似名医"，"偏方治大病"。《程原仲医案》书末附验方 56 首，说明程氏善用单验方治病，并且疗效奇特。如其云："喉咙疼痛，用儿茶一钱，硼砂一钱，冰片一分共研末，吹上即止。"

又如："一人患风头疼痛，百药罔效。以至高之处，药力难到。予用大川芎、香白芷等分研末，捣黄牛脑为丸，半饥时滚水送下五七十丸，甚效。后将此二药入牛脑煮连汤食亦效。"

程氏重视收集民间单方验方，进行临床验证，并进一步阐明医理和药性。如"一人梦遗数年，服山茱萸、山药、枸杞、知柏、芡实、莲花须、金樱膏、龙骨、参术皆不效。颜色憔悴、面黄、足冷。诊脉两尺微细，乃虚寒所致。用韭菜子酒浸，阴干，瓦器微炒，酒打米糊为丸，菉豆大，朱砂为衣，空心酒下五七十丸，半月全愈。韭子暖肾涩精之神品，葫芦巴即番韭子也，后治妇人子宫冷及白带皆效"。

程氏应用单验方，注重分析病机和选择正确治法，并在此基础上根据不同病情进行灵活应用。如"予在杭州，闻吴心葵有难产方。后传只用平胃散一服，酒与童便各半煎服。产门骨不开者，加川芎二钱；如子死腹中，再加朴硝二三钱，其胎立下或化而出；子死腹中者，产妇舌黑、口如粪臭者是也。如舌赤不黑，其胎犹生，不可轻加朴硝。人当识此，勿误也。此方治肥壮气实妇人，屡有效验。若虚弱者，予皆不用。何以故？气实者，气滞不行，平胃散平其敦阜之气，故易产耳。至于子死腹中在所必用，古方亦有载者"。

总之，《程原仲医案》作为一本学验俱精的医案著作，其间颇多真知酌见，良思妙悟，且效验卓著。诚如其自序中所言"或扩古人之秘，或剖近代之疑；或集众思，或信己意。不必标奇，要于对证；不必循轨，要于奏功"，该书医文并茂，临床实用性强，具有较高的参考价值。

总 书 目

I

本　草

	识病捷法
药征	药征续编
药鉴	药性提要
药镜	药性纂要
本草汇	药品化义
本草便	药理近考
法古录	炮炙全书
食品集	食物本草
上医本草	见心斋药录
山居本草	分类草药性
长沙药解	本经序疏要
本经经释	本经续疏证
本经疏证	本草经解要
本草分经	分部本草妙用
本草正义	本草二十四品
本草汇笺	本草经疏辑要
本草汇纂	本草乘雅半偈
本草发明	生草药性备要
本草发挥	芷园臆草题药
本草约言	明刻食鉴本草
本草求原	类经证治本草
本草明览	神农本草经赞
本草详节	艺林汇考饮食篇
本草洞诠	本草纲目易知录
本草真诠	汤液本草经雅正
本草通玄	神农本草经会通
本草集要	神农本草经校注
本草辑要	分类主治药性主治
本草纂要	新刊药性要略大全

鼎刻京板太医院校正分类青囊药性赋　　济世碎金方

方　书

医便

卫生编

袖珍方

内外验方

仁术便览

古方汇精

圣济总录

众妙仙方

李氏医鉴

医方丛话

医方约说

医方便览

乾坤生意

悬袖便方

救急易方

程氏释方

集古良方

摄生总论

辨症良方

卫生家宝方

寿世简便集

医方大成论

医方考绳愆

鸡峰普济方

饲鹤亭集方

临证经验方

思济堂方书

揣摩有得集

亟斋急应奇方

乾坤生意秘韫

简易普济良方

名方类证医书大全

南北经验医方大成

新刊京本活人心法

临证综合

医级

医悟

丹台玉案

玉机辨症

古今医诗

本草权度

弄丸心法

医林绳墨

医学碎金

医学粹精

医宗备要

医宗宝镜

医宗撮精

医经小学

医垒元戎

医家四要

证治要义

松厓医径

济众新编

扁鹊心书

IV